Thés et tisanes
bien-être

Carlota Máñez

VIGOT

Sommaire

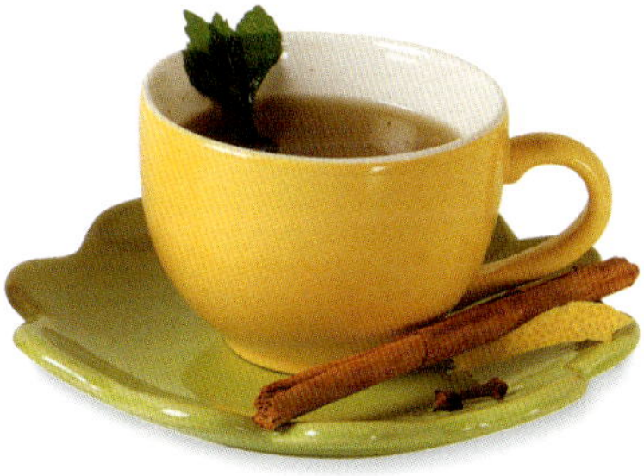

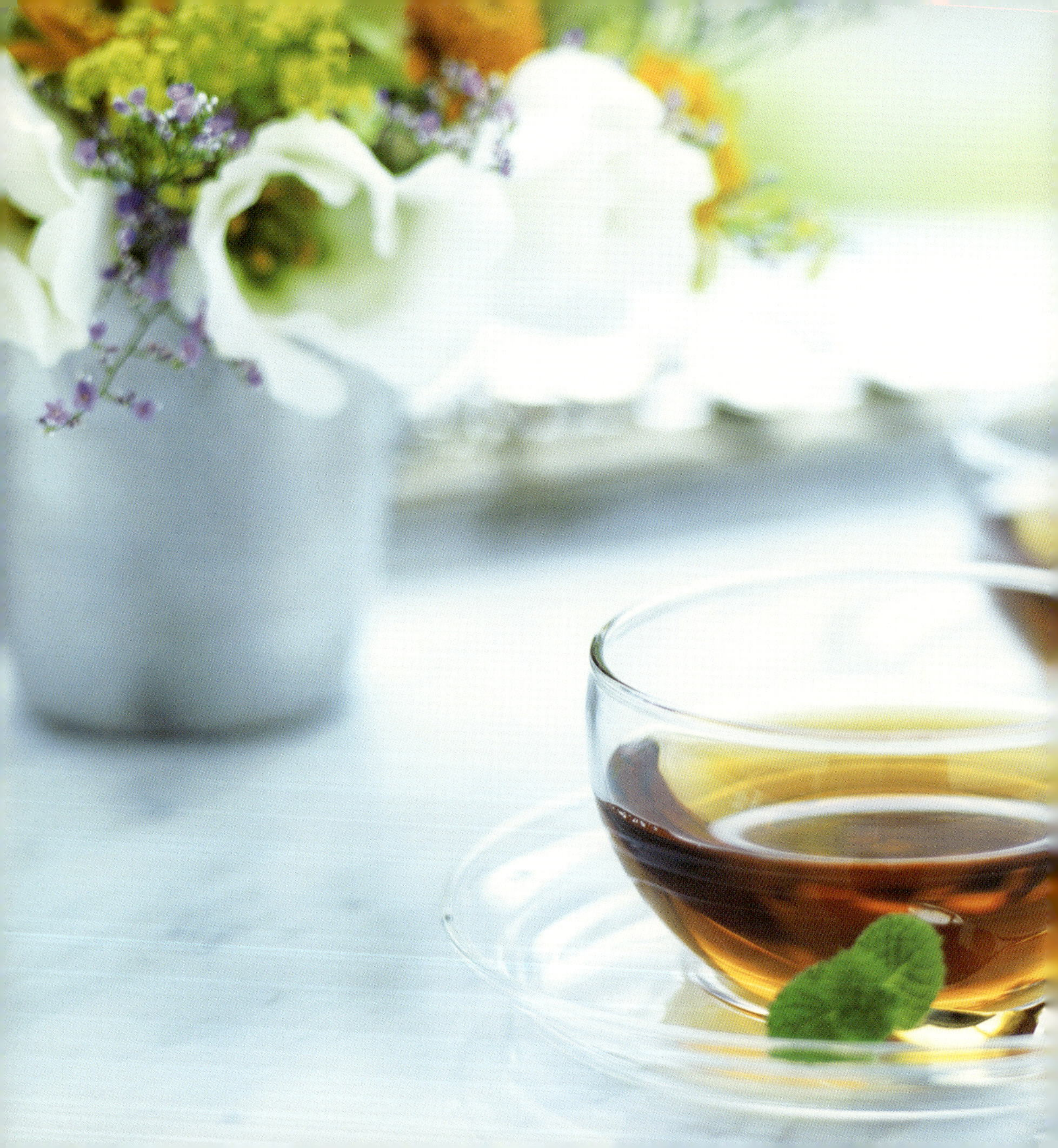

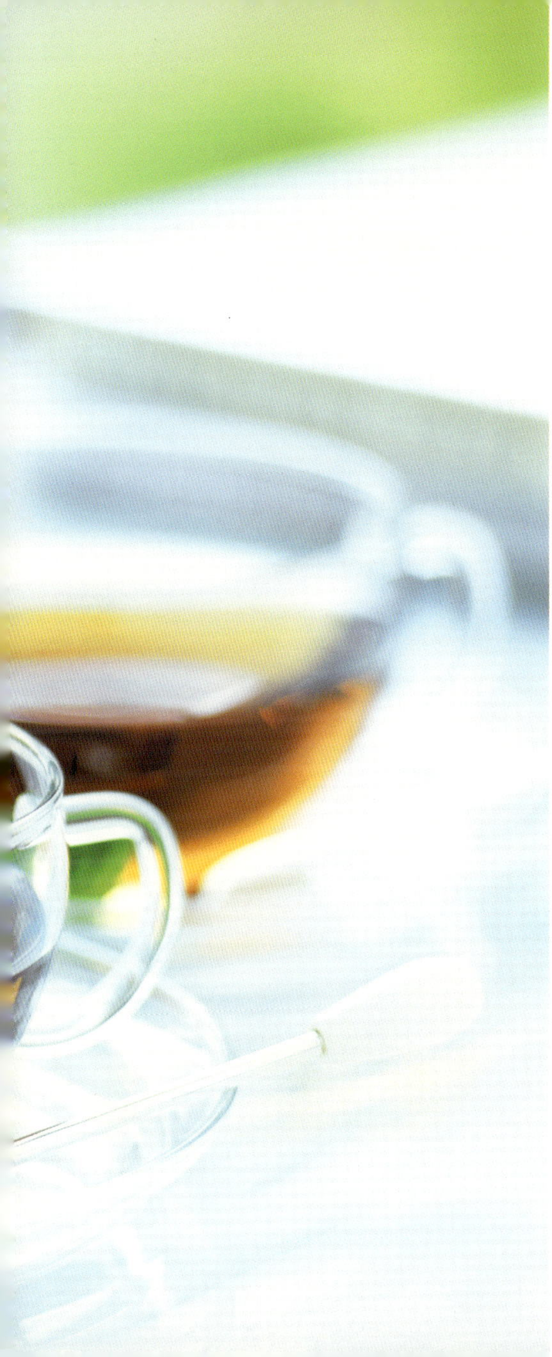

Tisanes

Pour boire un thé ou une tisane, il n'est pas nécessaire d'attendre un moment particulier ou de se trouver dans un lieu spécial. Choisir une plante, la préparer et en savourer le goût constituent une expérience dont nous pouvons tous profiter, quels que soient l'heure et l'endroit, pour nous réchauffer en hiver ou nous rafraîchir en été, nous sentir plus légers après un repas copieux ou rendre notre peau un peu plus lumineuse... Il existe une tisane idéale pour répondre à chaque situation. Mais nous pouvons aussi en boire pour le simple et unique plaisir de déguster une boisson délicieuse.

Si vous désirez profiter de tout le potentiel que nous offrent les thés et les tisanes, vous trouverez toutes les informations nécessaires dans ce guide. Je vous suggère de déguster ces boissons en agréable compagnie et en écoutant de la musique douce, afin de vous offrir l'un de ces rares moments d'harmonie totale au cours desquels on peut partager sensations, opinions et expériences. Pour commencer, et bien qu'on emploie parfois ces termes comme des synonymes, laissez-moi souligner la différence entre le thé et la tisane. Toute boisson préparée avec les feuilles de la plante *Camellia sinensis* ou *Camellia assamica* est considérée comme étant du thé. Les autres boissons à base de plantes sont appelées infusions ou tisanes. Les plus connues sont la camomille, la menthe, l'anis et le tilleul, mais vous en découvrirez bien d'autres au fil des pages suivantes.

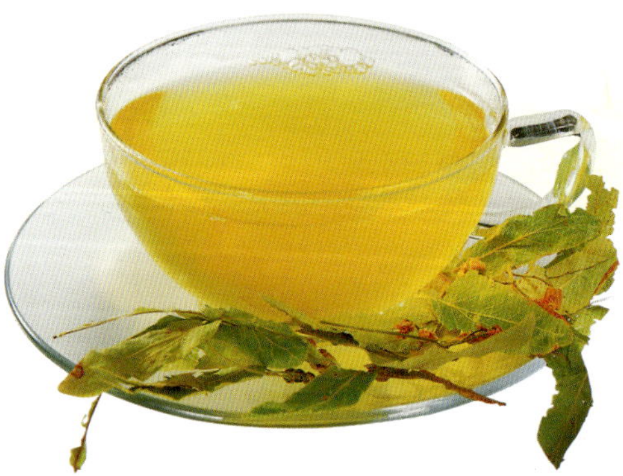

Les tisanes décrites ci-après sont principalement présentées pour une personne, soit pour 25 cl de liquide (eau, lait), proportion correspondant à une tasse environ. La majeure partie d'entre elles peut être bue par tous et à tout instant ; inutile d'attendre de se sentir mal ou d'être malade pour en profiter. Elles peuvent être consommées à titre préventif « pour entretenir la machine » ou pour le simple plaisir des papilles, en fonction des goûts de chacun. Vous pouvez en boire en permanence, sans crainte, sachant que si à un moment donné, l'un de vos organes se révèle temporairement surchargé de travail, cela allégera sa tâche. Par exemple, il est possible de se préparer une infusion de sauge en milieu d'après-midi pour le simple plaisir de la boire ; si, par hasard, notre estomac est alors occupé à essayer de digérer un repas un peu trop lourd, il nous en sera sans aucun doute reconnaissant.
De même, boire une tisane stimulante le matin pour bien se réveiller, recouvrer tout son tonus et apaiser sa soif, ou encore, le soir, en boire une qui modère la nervosité et relaxe est peut-être la meilleure façon que nous avons de nous respecter, de nous aimer et de nous sentir bien dans notre corps. Tous les jours, nous prenons

grand soin de notre image extérieure. Pourquoi, alors, oublier aussi souvent de prendre soin de l'intérieur de notre corps ?

Ne serait-il pas davantage judicieux et intelligent de prêter un plus grand intérêt à notre corps et surtout d'écouter avec attention les messages qu'il nous envoie ? Réservez chaque jour quelques minutes au silence et à la méditation. Cela vous aidera à mieux vous connaître, à savoir qui vous êtes et quels sont les besoins réels de votre corps.

Comment préparer une tisane ?

Le mot « tisane » vient du grec *ptisane* qui signifie « orge broyée ». La *ptisane* était une simple décoction de grains d'orge dépouillés de leur enveloppe. Le terme « tisane » recouvre aujourd'hui indistinctement toutes les boissons obtenues par infusion, décoction, macération ou autre méthode visant à extraire, sous forme plus ou moins concentrée, les principes actifs, thérapeutiques et sains des différentes parties d'une plante.

• **L'infusion** est la tisane la plus douce. On la prépare en versant de l'eau chaude (presque bouillante, ou moins chaude si la plante est très délicate) sur la plante, puis en laissant reposer le tout à couvert pendant un laps de temps variable, allant en général de deux à cinq minutes. Le liquide obtenu se filtre ensuite. On peut le sucrer un peu, si on le souhaite.

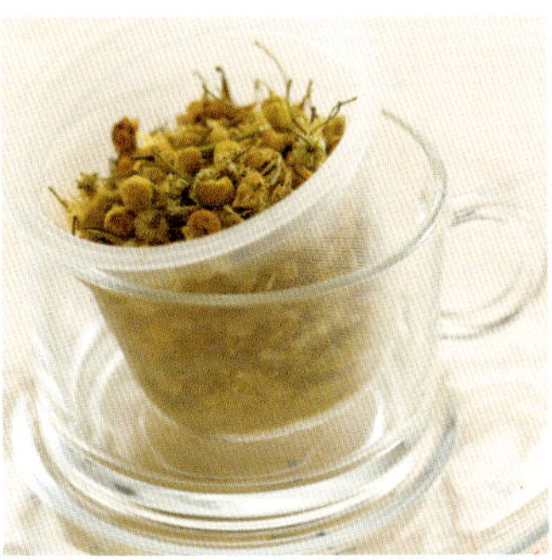

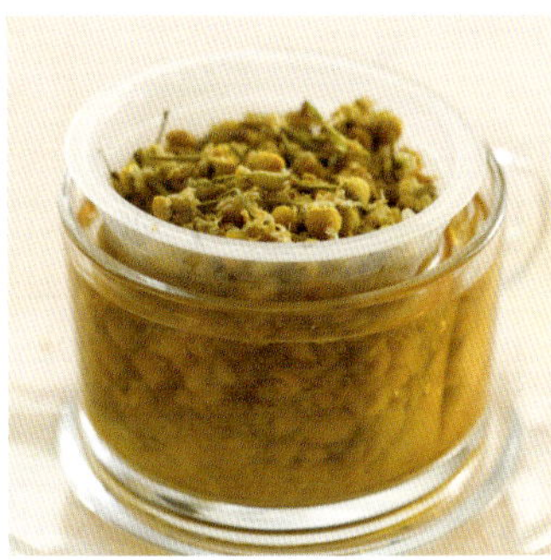

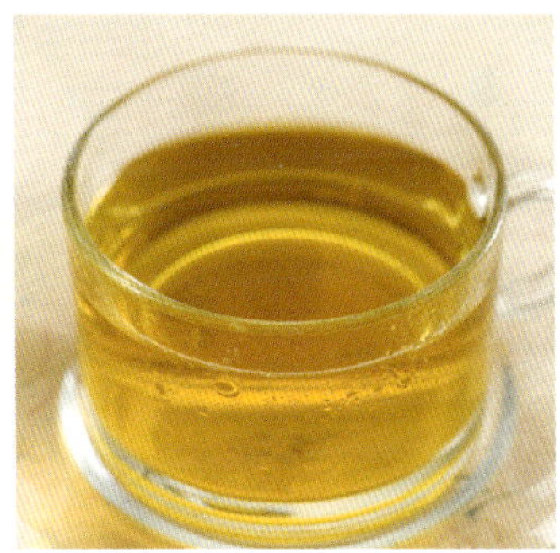

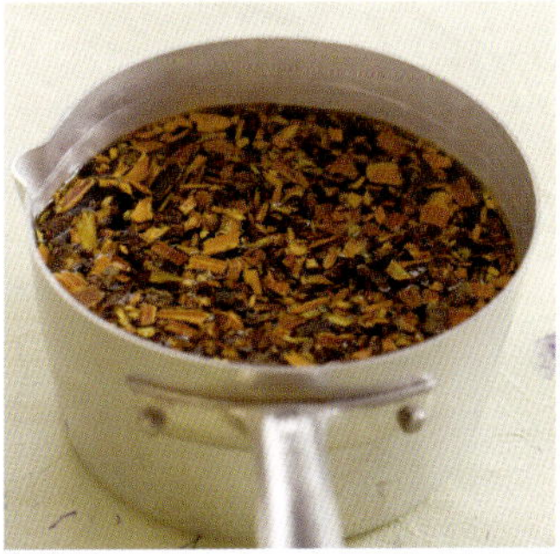

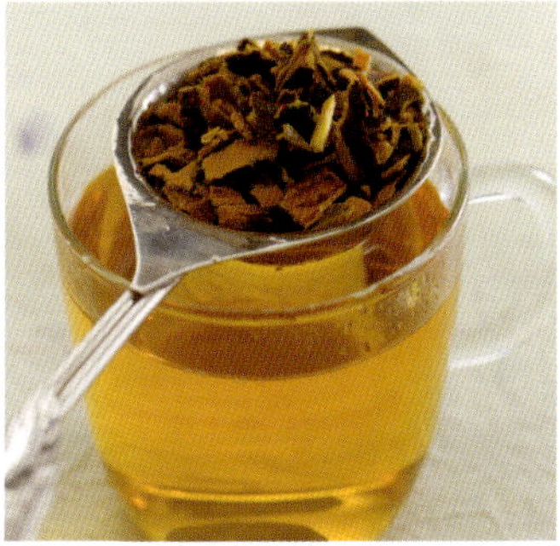

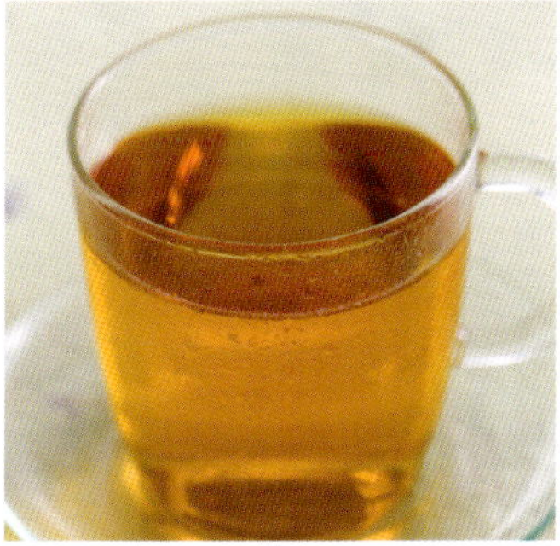

• **La décoction,** c'est la méthode qui consiste à faire cuire des substances végétales dans de l'eau, mais c'est aussi le nom de la boisson obtenue. Cette technique permet de préparer une tisane plus concentrée. Elle s'emploie quand l'extraction des principes actifs d'une plante est difficile à réaliser et que le recours à de hautes températures ne nuit pas au résultat final. On prépare une décoction en mettant la plante dans de l'eau froide que l'on fait bouillir pendant plusieurs minutes. Couper en petits morceaux les parties les plus dures des plantes, comme la racine ou l'écorce, facilite l'extraction des principes actifs. Après cuisson, il faut filtrer la tisane avec soin à l'aide d'une passoire, ou mieux, d'un filtre en tissu, de sorte à pouvoir presser légèrement la plante.

• **La macération** consiste à laisser tremper plus ou moins longtemps des fleurs, des feuilles, des graines ou des racines, dans un liquide (en général de l'eau). L'opération se fait à température ambiante et a pour objectif d'extraire les substances solubles des plantes. Attention, une macération trop prolongée implique un risque de colonisation bactérienne ou fongique à la surface du liquide. Dans ce cas, mieux vaut avoir recours à de l'alcool ou à un liquide similaire. C'est ainsi, par exemple, qu'on obtient la teinture de romarin – dont on utilise les principes curatifs contre les douleurs rhumatismales – en faisant tremper certaines parties de cette plante dans de l'alcool, pendant sept à trente jours, à l'intérieur d'un récipient hermétiquement fermé.

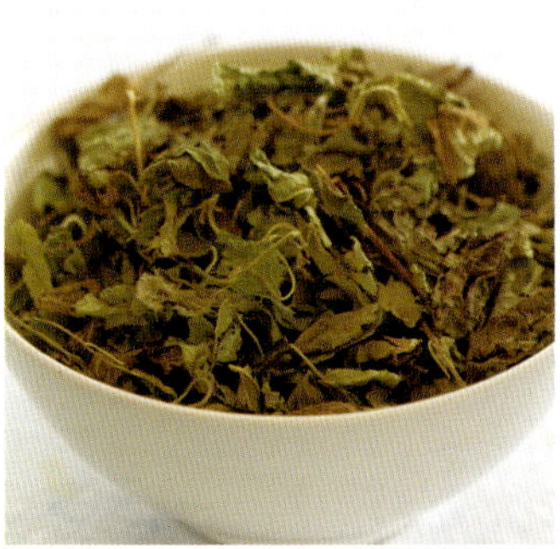
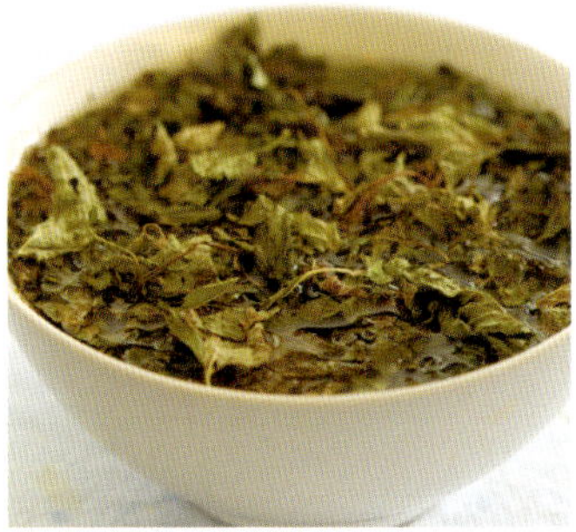
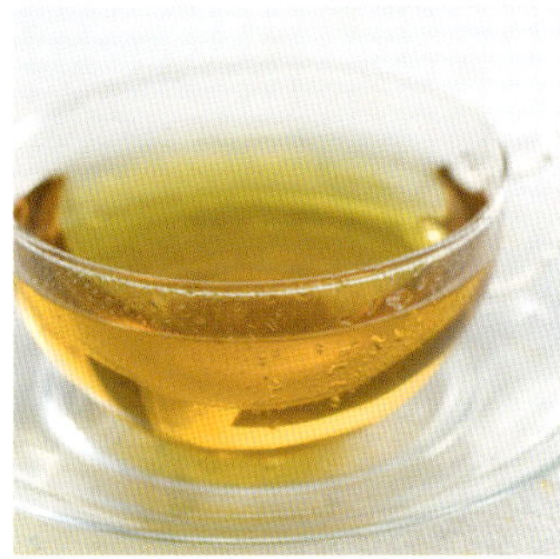

Quant à la nature du récipient nécessaire à la préparation d'une tisane, vous pouvez en utiliser un émaillé, en acier inoxydable ou en verre résistant. Mais il est très important que vous n'utilisiez pas de vaisselle en aluminium, car ce métal se libérerait dans votre tisane, en quantités certes minimes, mais les conséquences seraient non négligeables.

Certaines tisanes à l'arôme doux et délicat n'ont pas besoin d'être sucrées. Il en est d'autres où il est indispensable d'ajouter un peu de miel. Vous pouvez aussi y mettre du sucre brun. Pendant des millénaires et jusqu'à la découverte de la canne à sucre, le miel a été le seul édulcorant à notre disposition. Cette substance, prédigérée par les abeilles, est très riche et apporte rapidement force et vigueur : c'est la raison pour laquelle de nombreux sportifs en prennent avant les compétitions. Une partie des glucides contenus dans le miel est déjà décomposée, ce qui fait qu'ils sont rapidement assimilés. Par ailleurs, comme ils ne doivent pas être transformés au cours du processus de digestion, ils ne provoquent pas de fermentation dans l'intestin. Mais ce n'est pas tout : le miel contient des vitamines, des enzymes, des acides organiques, des minéraux et des substances semblables à des hormones, dont l'action combinée est à l'origine des nombreux effets thérapeutiques qui lui sont attribués depuis des temps très reculés. Le plus important de tous est peut-être son pouvoir antiseptique : lorsqu'il n'a pas été réchauffé, le miel est capable d'accélérer la guérison des blessures et de combattre les infections des voies respiratoires et urinaires.

Une bonne manière de s'hydrater

« Quelle quantité de liquide dois-je boire par jour ? », se demandent beaucoup de personnes. Sachant que l'eau constitue le composant principal de notre organisme (65 % du poids d'un adulte), que nous en éliminons en permanence (2,5 litres par jour) – via nos systèmes rénal, respiratoire et intestinal, ainsi que notre peau – et que nous n'en avons pas en réserve, il est facile de comprendre qu'un apport adapté en eau est vital. D'autant plus si l'on tient compte du rôle fondamental que l'eau joue dans beaucoup de processus de base de notre organisme, tels que le transport et l'élimination des déchets, ainsi que la régulation de la température corporelle. Un déséquilibre entre la quantité d'eau ingérée et celle d'eau éliminée, si ténu soit-il, se paie rapidement. Un exemple : la perte de 1,5 à 2 litres d'eau réduit de 20 à 30 % l'efficacité de la contraction musculaire. Et au-delà de 6 litres d'eau en moins, notre vie commence à être en danger. Il est donc primordial que nous absorbions au moins 2,5 litres d'eau – sous forme de boissons ou via les aliments solides – pour compenser nos pertes d'eau quotidiennes. C'est à ce moment-là que les tisanes peuvent nous être d'une grande aide : elles apportent de l'eau à notre organisme et constituent une bonne alternative pour les personnes qui n'aiment pas boire de l'eau pure.

Une déshydratation gênerait grandement les processus de purification de notre organisme. C'est l'un des facteurs les plus fréquents de troubles de la fonction rénale. Il n'est pas rare que des personnes terminent en état de déshydratation larvée ou dissimulée tout simplement parce qu'elles oublient de boire ou choisissent des boissons qui augmentent encore plus la charge de travail des reins, comme les boissons riches en caféine, les boissons gazeuses sucrées, l'alcool et les boissons à base de lait (en particulier si le régime alimentaire est déjà riche en protéines). La tisane est, en revanche, une excellente boisson d'origine naturelle, simple et très bonne. Vous en découvrirez de nombreux exemples dans les pages suivantes.

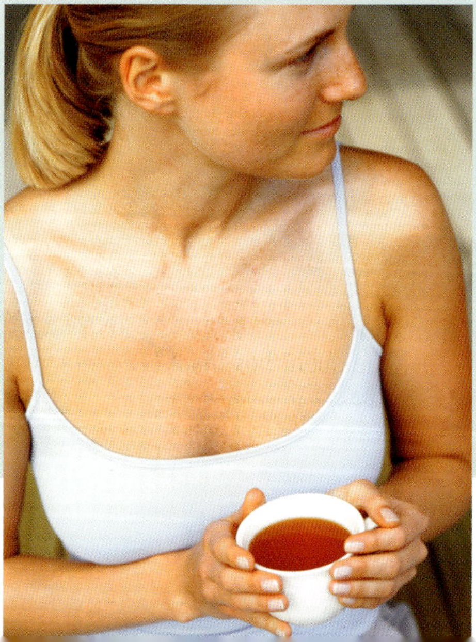

Les plantes les plus communes pour préparer des tisanes

Cela fait des siècles que les hommes boivent des tisanes, que ce soit en tant que remèdes ou comme simples boissons. On peut en préparer avec presque toutes les plantes comestibles. Avec quelques cuillerées à café de la plante fraîche ou une cuillerée à café de plante sèche par tasse, le goût se concentre dans l'eau, et c'est l'enchantement des sens...

N'hésitez pas à réserver, dans votre cuisine, une étagère pour les épices, les plantes médicinales et les aromates : ce sont autant de promesses de plaisir pour vos sens. Offrez-vous ce véritable bonheur ! Il sera source, en outre, de remèdes efficaces en cas de dégradation de votre état de santé. Exprimez votre gratitude pour l'amour et le soin avec lequel mère Nature a créé chaque pétale, chaque feuille et chaque graine, et nous offre les moyens de prévenir et de guérir nos maux. Étiquetez vos pots de plantes, car vous devez en connaître la date de récolte ou d'achat. Voici les espèces qui ne devront jamais manquer à votre fantastique trésor :

- **L'aneth odorant** (*Anethum graveolens*) : plante originaire du pourtour oriental de la Méditerranée, où elle abonde aujourd'hui. Elle stimule les sécrétions du système digestif et agit contre les flatulences, ainsi qu'en cas de dyspepsies. Recommandée contre le hoquet, elle atténue aussi les spasmes utérins et les douleurs menstruelles.
- **L'angélique officinale** (*Angelica archangelica*) : elle tonifie l'organisme et a un effet dépuratif, en particulier sur le cœur et les poumons ; elle soulage aussi les rhumatismes, les troubles nerveux et la fatigue. Cette plante donne donc une tisane idéale pour tonifier, détoxiquer, renforcer le système nerveux et combattre la fatigue. Utilisée en bains, elle soulage également les rhumatismes et la fatigue.
- **L'anis vert** (*Pimpinella anisum*) : cette plante stimule le processus digestif, favorise la bonne circulation sanguine et la sécrétion du lait maternel. Elle est aussi utile dans le traitement des affections respiratoires.
- **L'aubépine commune** (*Crataegus monogyna*) : l'infusion des fleurs d'aubépine commune régule la tension artérielle et tonifie le muscle cardiaque. On peut en boire sans danger deux fois par jour, quotidiennement.

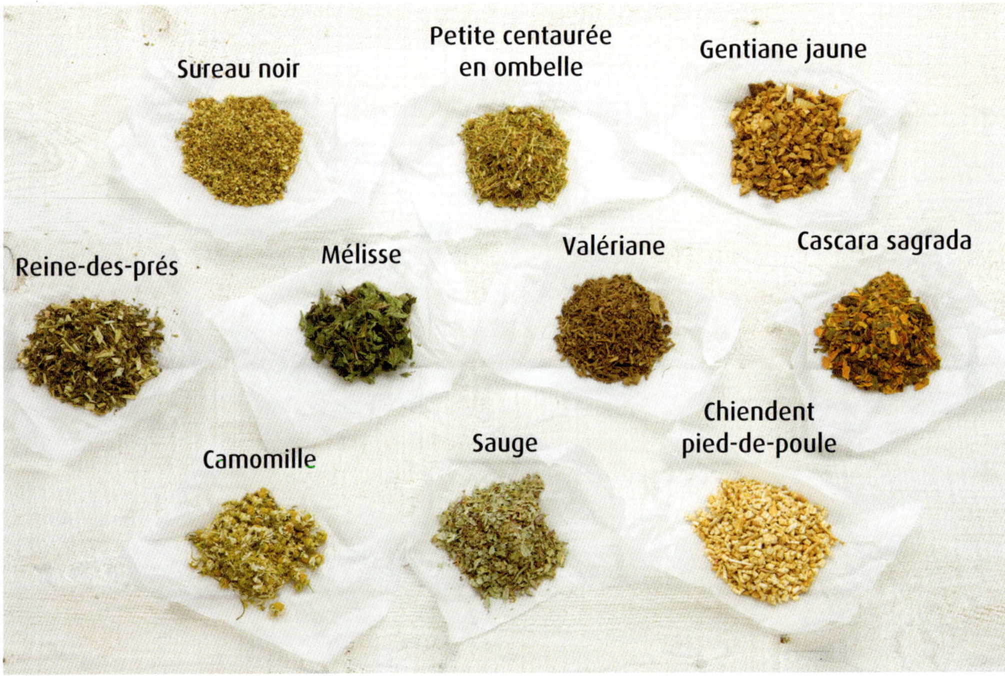

• **Le bouleau verruqueux** (*Betula verrucosa*) : les feuilles de ce bouleau ont un effet diurétique, réduisent le taux d'albumine dans l'urine des personnes hypertendues et diabétiques et, enfin, aident à l'élimination de l'acide urique chez les patients atteints de goutte.

• **La bourdaine ou nerprun ou aulne noir** (*Rhamnus frangula L.*) : l'écorce de la bourdaine constitue l'un des meilleurs laxatifs dont dispose aujourd'hui la phytothérapie. Plus douce que le séné, elle est idéale en cas de constipation normale. En outre, elle a un léger effet cholagogue qui la rend encore plus efficace.

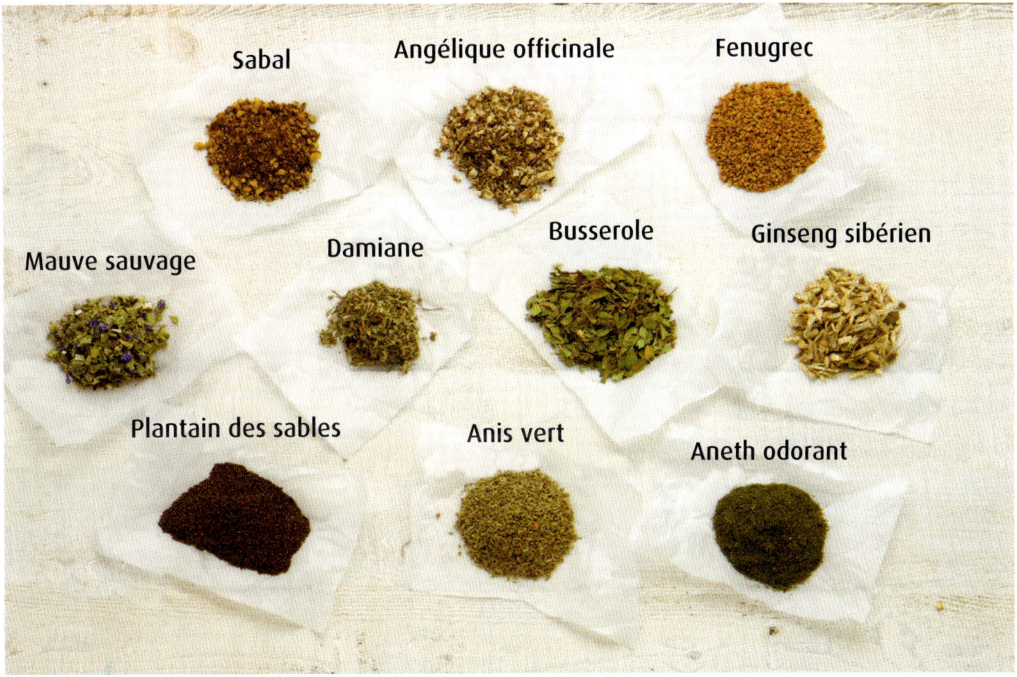

• **La bourrache officinale** (*Borago officinalis*) : les fleurs de bourrache font transpirer. Pour soigner une personne alitée souffrant d'un rhume, faites infuser 150 mg de ces fleurs dans un demi-litre d'eau et sucrez.

• **La camomille** (*Matricaria chamomilla*) : les infusions de camomille ont un léger effet sédatif et sont donc idéales pour le traitement des troubles nerveux. Elles ont aussi des propriétés carminatives, elles sont donc parfaites pour lutter contre le météorisme intestinal et stimulent la digestion.

• **La capucine** (*Tropaeolum majus*) : belle plante dont on peut exploiter pratiquement toutes les parties. Les feuilles et les fleurs peuvent être mangées fraîches en salade, seules, ou accompagnées de laitue, de scarole, etc. C'est délicieux. Elles ouvrent l'appétit et, consommées au cours du dîner, elles favorisent le sommeil en cas d'insomnie légère.

On consomme en apéritif les boutons floraux et les fruits verts mis en conserve dans du vinaigre salé : ce sont les câpres du pauvre. La capucine s'utilise également en application locale contre la chute des cheveux.

• **La damiane** (*Turnera diffusa*) : petit arbuste qui croît sur les terrains arides de l'Amérique tropicale, au Brésil, en Bolivie, en Californie et au Mexique. Elle a un effet stimulant et aphrodisiaque. C'est aussi un tonique du système nerveux et un laxatif doux. On l'emploie encore en cas d'impuissance masculine ou de frigidité féminine, surtout lorsque les causes sont psychiques.

• **L'églantier des chiens** (*Rosa canina*) : les fruits de cet églantier, les cynorrhodons, contiennent une grande quantité de vitamine C, dont on peut profiter, à condition de les consommer crus. Pour ce faire, il suffit d'ôter les graines et les poils qu'ils renferment. Cela dit, on connaît davantage l'églantier pour ses propriétés anti-diarrhéiques (astringentes). Pour obtenir ce dernier effet, on en fera cuire la racine et les feuilles ; celles-ci auront, en outre, une action tonifiante sur l'ensemble de l'organisme.

• **L'eucalyptus** (*Eucalyptus globulus*) : en infusion, les feuilles de cet arbre, qui peut mesurer plus de 50 mètres de haut, agissent contre le rhume. Il ne faut utiliser qu'une à deux feuilles par tasse d'eau. En revanche, pour obtenir une bonne décoction de cette plante et faire des inhalations, vous aurez besoin d'une bonne poignée de feuilles et de fruits.

• **Le fenouil commun** (*Foeniculum vulgare*) : la vertu la plus importante du fenouil est d'avoir un effet carminatif, c'est-à-dire de favoriser l'élimination des gaz accumulés dans le tractus digestif. Une brève décoction des fruits de la plante, écrasés au mortier, permettra d'obtenir cet effet à raison d'une tasse après le déjeuner et le dîner.

• **Le fenugrec** (*Trigonella foenum-graecum L.*) : c'est l'une des plantes les plus complètes d'un point de vue nutritionnel. De fait, l'une de ses principales vertus est d'être un fortifiant puissant qui peut remettre sur pied les organismes affaiblis, dans la mesure où elle permet de recouvrer l'appétit et augmente le taux de globules rouges dans le sang. C'est une plante très riche en protéines d'assimilation facile, ce qui favorise une augmentation rapide de la masse corporelle chez les personnes faibles. Grâce à l'action des mucilages, elle a aussi un effet laxatif et émollient très utile en cas de constipation chronique. On attribue bien d'autres vertus à cette plante, comme celles d'être un excellent tonique digestif, un hypoglycémiant doux, un anti-inflammatoire, un émollient, un adoucissant et un hépato-protecteur.

• **La gentiane jaune** (*Gentiana lutea*) : remède très efficace contre les troubles du système nerveux, des intestins et du foie. Elle renforce le système immunitaire, maintient le bon fonctionnement de l'appareil digestif ou aide à le restaurer, élimine les parasites intestinaux, et combat la fièvre et le manque d'appétit.

• **Le ginkgo** (*Ginkgo biloba*) : cela fait peu de temps que cet arbre originaire de Chine est connu en Occident ; c'est la raison pour laquelle on a gardé son nom original. L'infusion des feuilles de cette plante est indiquée contre toute une série de troubles circulatoires, dont les hémorroïdes. Il existe un médicament à base de ginkgo que l'on utilise surtout pour augmenter l'irrigation sanguine du cerveau chez les personnes âgées.

• **Le ginseng sibérien** (*Eleutherococcus senticosus*) : plante qui peut mesurer jusqu'à 3 mètres de haut à la fin de sa croissance. Elle ressemble à un grand arbuste, à la différence du ginseng asiatique qui excède rarement 30 centimètres de haut. On en utilise la racine à des fins médicinales. Ce type de ginseng croît dans certaines régions de Sibérie ; il a pour propriétés d'apporter de l'énergie à l'organisme, de combattre le stress, d'améliorer les défenses immunitaires, les capacités cérébrales et la circulation, de diminuer le cholestérol et de réguler la glycémie. En outre, il a aussi la propriété particulière de stabiliser la production d'hormones féminines, ce qui permet de réduire les symptômes de la ménopause et beaucoup de ceux du syndrome prémenstruel.

• **La grande prêle** (*Equisetum telmateia*) **et la petite prêle** (*E. arvense*) : connues pour leurs vertus diurétiques. La prêle facilite aussi la reminéralisation de l'organisme et a un effet hémostatique en cas d'hémorragie nasale ou de saignements hémorroïdaires.

• **La lavande aspic** (*Lavandula spica, L. angustifolia*) : excellent tonique digestif et antispasmodique que l'on utilise pour combattre les indigestions et atténuer les douleurs coliques. En application externe, cette plante soulage aussi les douleurs rhumatismales.

• **La mauve sauvage** (*Malva silvestris*) : les différents types de mauves peuvent être utilisés en application externe sous la forme de cataplasmes, pour apaiser les infections cutanées telles que les furoncles et en faciliter la guérison. Une infusion de fleurs de mauve pure ou agrémentée de quelques feuilles d'eucalyptus atténuera les toux irritatives.

• **La mélisse** (*Melissa officinalis*) : excellent tonique du système nerveux, cette plante est efficace dans le traitement des troubles nerveux – en particulier ceux qui déclenchent tristesse, mélancolie, chagrin, dépression, apathie, anxiété, angoisse, hystérie ou névralgie – de même que contre l'asthme, la colite et la migraine d'origine nerveuse. Cette plante constitue aussi un excellent remède en cas de troubles cardiaques ou menstruels, aide au bon fonctionnement de l'appareil digestif et permet de traiter de manière efficace les plaies et les contusions.

• **La menthe poivrée** (*Mentha piperita*) : elle augmente la sécrétion des sucs gastriques et stimule l'appétit. Elle intervient dans de nombreuses recettes non seulement d'infusions digestives, mais aussi culinaires ; c'est un condiment idéal dans tout type de sauce, à l'égal du sel.

• **La menthe pouliot** (*Mentha pulegium*) : ses vertus sont semblables à celles de la menthe. C'est un bon stimulant de l'estomac, considéré comme idéal pour dissiper l'ivresse, rendre plus faciles les lendemains de fête et soulager les maux de tête d'origine digestive.

• **Le millepertuis** (*Hypericum perforatum*) : aussi appelé « herbe aux mille trous » ou « barbe de Saint-Jean », c'est une plante à laquelle on attribue d'innombrables vertus. On l'utilise principalement pour faire cicatriser les plaies, en application locale ou en traitement oral sous forme d'infusion. Le millepertuis atténue la douleur causée par les plaies, modère leurs réactions inflammatoires, stimule la vitalité de la peau et favorise la réparation épidermique.

• **L'ortie** (*Urtica dioica, U. urens*) : du fait de ses effets stimulants sur les sécrétions de l'estomac et du pancréas comme sur la production de la bile, on regrette aujourd'hui que cette plante sans prétention ne joue pas plus souvent le rôle de légume sur nos tables.

La teinture d'ortie sert à contrer les réactions allergiques provoquées par les moules, les crevettes et les crabes, dont souffrent beaucoup de personnes après les avoir ingérés.

• **La petite centaurée en ombelle** (*Centaurea umbellatum*) : grande plante médicinale qui contient surtout des glucosides amers (genciopicrine, érythrocentaurine) très efficaces pour stimuler les sécrétions gastriques. Par conséquent, c'est une plante digestive qui ouvre l'appétit. Elle renferme aussi une huile essentielle, des tannins et diverses autres substances. On l'emploie en cas de faiblesse générale et de flatulences, sous différentes formes, en particulier la décoction et l'infusion.

• **Le pissenlit** (*Taraxacum officinale*) : la décoction des feuilles et des racines de pissenlit a une action diurétique. Toutefois, on préfère souvent manger la plante fraîche en salade, car, en plus d'avoir des propriétés dépuratives, ses feuilles sont délicieuses.

• **Le plantain des sables** (*Plantago psyllium*) : les graines de cette plante sont riches en fibres (mucilage) : une fois ingérées, elles absorbent beaucoup d'eau et gonflent dans l'intestin. C'est la raison pour laquelle elles sont efficaces contre la constipation.

• **La réglisse** (*Glycyrrhiza glabra*) : la racine de réglisse constitue un remède pectoral qui s'utilise en cas de rhume ou de bronchite. L'extrait de cette plante serait aussi efficace contre les ulcères gastriques. Consommée en trop grande quantité, la réglisse peut toutefois augmenter la tension artérielle, car elle contient de l'acide glycyrrhizinique (parfait pour les personnes hypotendues) et parce qu'elle agit sur le cortex surrénal. Dans certains pays, on peut acheter de l'extrait de réglisse « déglycyrrhiziné », une solution idéale pour prévenir les ulcères gastroduodénaux sans augmenter la tension artérielle.

• **La reine-des-prés** (*Filipendula ulmaria*) : cette jolie plante, aussi appelée « spirée ulmaire », est utilisée depuis le XVIe siècle contre les douleurs rhumatismales. C'est de cette plante, et du saule, que l'on a extrait les premiers salicylates aux propriétés antipyrétiques (diminuant la fièvre), lesquels sont à l'origine de la fameuse aspirine. Le nom de ce dernier médicament vient d'ailleurs du synonyme du nom latin de la plante, *Spiraea ulmaria*. En outre, la reine-des-prés a un puissant effet diurétique qui facilite l'élimination de l'acide urique et de l'urée. Ce remède naturel s'utilise en conséquence pour traiter les douleurs musculaires et articulaires, ainsi que la goutte. Il est aussi efficace dans le traitement des affections grippales et de la fièvre, de même que pour lutter contre les œdèmes (rétention d'eau) et pour prévenir la formation de calculs rénaux. Enfin, il a un certain effet anticoagulant et peut contribuer à la prévention des thromboembolies, propriété à ne pas oublier lorsqu'on suit un traitement à base d'anticoagulants.

• **Le romarin** (*Rosmarinus officinalis*) : on pourrait écrire un livre entier sur les vertus du romarin. Du fait de la saveur exceptionnelle de ses feuilles et de ses fleurs, il joue un rôle de choix en cuisine. De même que les infusions de thym et d'absinthe, celles de romarin ont des propriétés vulnéraires bien connues, c'est-à-dire qu'elles constituent un remède efficace pour soigner les ulcères cutanés et les plaies. On utilise aussi le romarin en application externe sous forme de teinture, pour frictionner les parties douloureuses du corps ou simplement pour tonifier celui-ci après la douche. En infusion, c'est un bon tonique digestif qui favorise la sécrétion biliaire. En outre, le romarin augmente la pression artérielle des personnes qui souffrent d'hypotension.

• **La sauge** (*Salvia officinalis*) : plante aux multiples propriétés thérapeutiques, qui stimule l'appétit lorsqu'on l'absorbe avant le repas, et qui est capable de soulager une digestion lourde si on l'absorbe après le repas. On l'utilise sous forme de teinture pour lutter contre les sueurs nocturnes, à raison de 50 gouttes au coucher. L'infusion de sauge est antiseptique et cicatrisante. C'est la raison pour laquelle on peut l'utiliser pour soigner les ulcères cutanés, les aphtes buccaux, la gingivite, etc.

• **Le souci** (*Calendula officinalis*) : plante aux propriétés emménagogues (régule les menstruations) ; elle soulage aussi les douleurs menstruelles (dysménorrhée).

• **Le sureau noir** (*Sambucus nigra*) : c'est l'une des meilleures substances sudorifiques (c'est-à-dire stimulant la transpiration) qui soit. Il a aussi un effet détoxiquant, purifie le sang et aide le corps à éliminer ses déchets. Plus encore : le sureau noir a des propriétés diurétiques et participe au processus d'épuration du sang en en éliminant les toxines ; c'est aussi un anti-inflammatoire (réduit les inflammations). En général, on l'utilise sous forme d'infusion en cas de refroidissement, de rhume ou de grippe, ou à titre préventif contre ces mêmes troubles. Sous forme de compresses, le sureau noir agit contre les affections de la peau, telles que l'eczéma et autres dermatoses. Enfin, certains spécialistes recommandent cette plante pour soulager hémorroïdes et brûlures légères. En cas de conjonctivite, en plus des compresses, on peut faire des bains oculaires avec une infusion de fleurs de sureau.

• **Le thym** (*Thymus vulgaris*) : jolie plante de culture facile, que ce soit en pleine terre ou en pot. En usage interne, le thym est un véritable stimulant général, idéal face à un état d'abattement ou à une hypotension artérielle. C'est aussi une plante expectorante, utile contre les rhumes. On l'utilise encore sous forme de cataplasmes pour soulager les contusions et les douleurs rhumatismales. Le thym appartient au groupe des plantes vulnéraires, c'est-à-dire qu'il a un pouvoir désinfectant et soigne plaies et ulcères cutanés.

• **Le tilleul à grandes feuilles** (*Tilia platyphyllos*) : la propriété la plus connue du tilleul est de calmer les nerfs. L'infusion obtenue avec les fleurs de la plante est plus efficace, mais on peut aussi utiliser les feuilles. Il suffit d'en faire l'expérience pour en être convaincu : asseyez-vous sous un tilleul fleuri et toute agitation ou stress disparaîtra. Le parfum des fleurs et le spectacle des abeilles et des moineaux batifolant parmi celles-ci fera se volatiliser la moindre anxiété. Mieux les fleurs du tilleul auront été conservées et plus l'infusion sera relaxante. Il faut donc les mettre à l'abri de la poussière et de la lumière.

• **La valériane** (*Valeriana officinalis*) : l'infusion de racine de valériane a un effet sédatif et légèrement hypnotique ; on y avait autrefois recours contre la nervosité et l'insomnie. Si la racine n'est pas fraîche, il faut au moins qu'elle ait été conservée dans un récipient hermétiquement fermé, sans quoi ses principes actifs, volatils, auront disparu.

• **La violette odorante** (*Viola odorata*) : l'infusion de fleurs de violette apaise la toux et fluidifie les sécrétions bronchiques, ce qui facilite l'expectoration. En cas de toux persistante, c'est un remède calmant idéal.

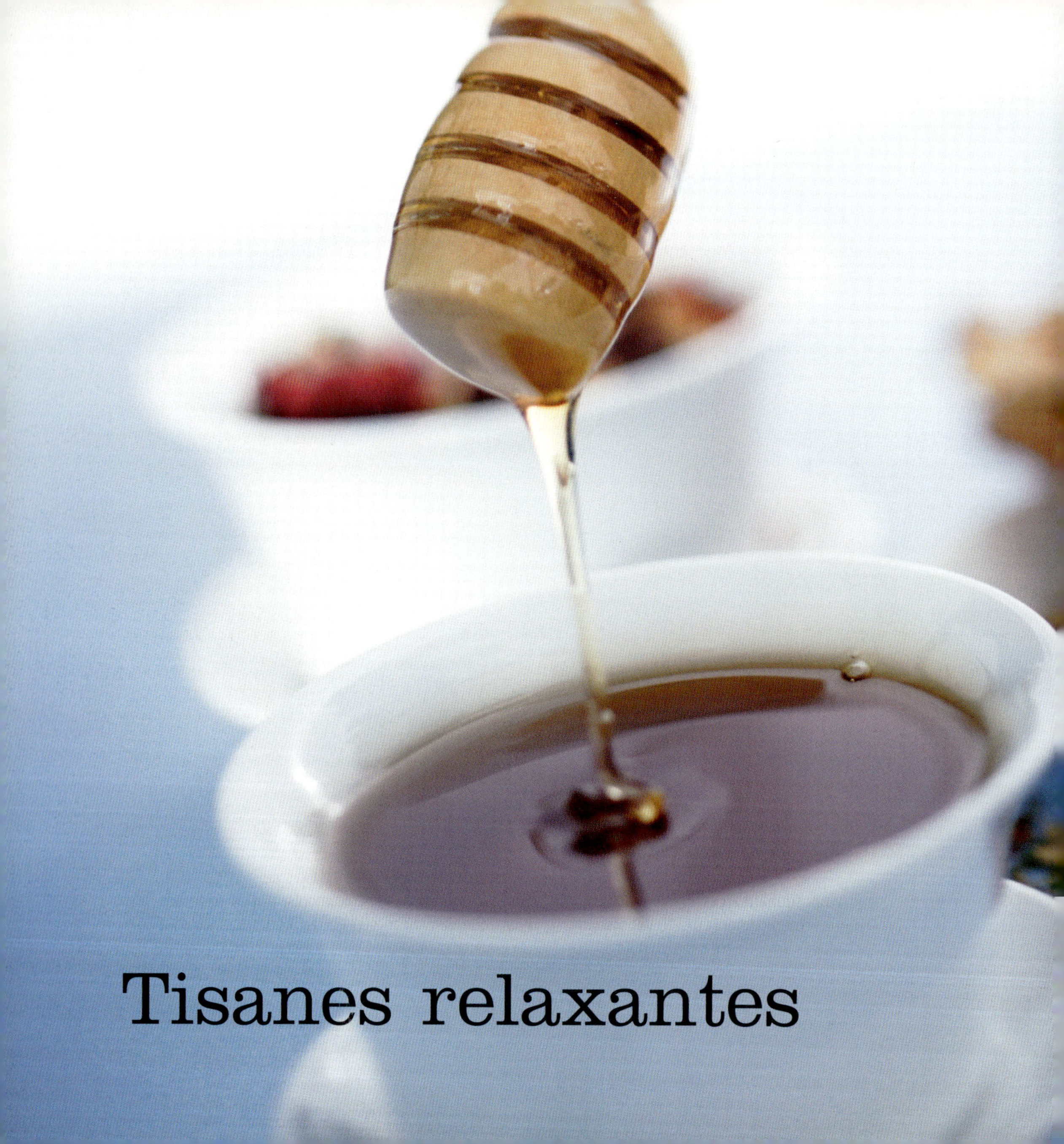

Tisanes relaxantes

Une journée chaotique comme tant d'autres ? Riche en problèmes professionnels, avec ses hauts et ses bas en matière d'émotions, pendant laquelle vous avez essayé de concilier au mieux travail et vie familiale ? Alors, évitez d'écouter ou de regarder les informations pour savoir ce qu'il se passe dans le monde ; elles ne manqueront pas de baisser votre moral et d'aggraver votre stress. À la place, je vous propose une solution simple et naturelle : commencez par éteindre la télévision ou la radio, puis mettez de la musique douce. Lorsque vous vous serez reposé, préparez-vous une tisane relaxante, que vous pourrez boire avant d'aller dormir. Il y a les tisanes que l'on peut boire au coucher, pour la nuit, et celles que l'on peut partager entre amis au cours d'une réunion agréable. Commençons par les plus classiques...

Cas particuliers

Il me faut insister sur un point : il est clair que les personnes habituées à prendre des tranquillisants puissants (anxiolytiques vendus en pharmacie) ne peuvent abandonner leur traitement médicamenteux d'un seul coup et lui substituer une infusion de tilleul ; cela leur porterait préjudice. En premier lieu, parce qu'elles seraient en manque, ce qui se manifesterait par de la nervosité, des tremblements, de l'anxiété, etc., et en second lieu, parce que cette expérience leur ferait perdre toute confiance dans les infusions de plantes médicinales.

Si vous êtes dans ce cas, commencez par dire à votre médecin que vous souhaitez cesser de consommer des anxiolytiques médicamenteux. Il vous faudra diminuer vos doses lentement, mais progressivement, jusqu'à ce que votre organisme se soit adapté à votre nouvelle situation. Ce n'est qu'à ce moment-là que vous pourrez expérimenter les doux effets relaxants des infusions de plantes médicinales, sans développer de problèmes d'addiction ou d'accoutumance. Vous pourrez alors recourir aux plantes, chaque fois que vous en aurez besoin.

Les personnes consommant régulièrement des tranquillisants et qui souhaitent les abandonner lentement pour les remplacer par des infusions de plantes médicinales doivent toujours, je le répète, agir sous la supervision d'un médecin.

Si les effets des plantes médicinales ne sont pas identiques à ceux de ces médicaments, il n'en reste pas moins que dans beaucoup de cas, l'effet tranquillisant de certaines d'entre elles suffit à réduire les symptômes de la nervosité et du stress chez certaines personnes.

Infusion de tilleul

Ingrédients

1 cuil. à café de fleurs de tilleul

25 cl d'eau

Plongez les fleurs de tilleul dans l'eau bouillante, éteignez le feu, couvrez, puis laissez reposer pendant deux à trois minutes. Filtrez et sucrez l'infusion avec du miel, si possible de tilleul. Buvez-en une tasse chaude au coucher. L'infusion de fleurs de tilleul diminue considérablement l'acidité gastrique. C'est pourquoi il est recommandé d'en boire une petite tasse après le repas en cas d'hyperacidité gastrique.

Attention : si vous cueillez vous-même vos fleurs de tilleul, ne prenez que les fleurs ouvertes et laissez celles qui sont encore en bouton ou qui sont fanées. Séparez les fleurs une à une de leur bractée – petite feuille inutile située à la base du pédoncule. Récoltez les fleurs par temps sec et ensoleillé, et essayez de les faire sécher rapidement.

Décoction de sauge

Ingrédients

4 feuilles de sauge

25 cl de lait

Dans un récipient en acier inoxydable ou émaillé, portez le lait à ébullition et ajoutez les feuilles de sauge. Laissez bouillir quelques secondes, éteignez le feu et couvrez. Laissez reposer durant dix minutes avant de filtrer et de sucrer la décoction avec un peu de miel. Vous pouvez boire une tasse de décoction chaude – mais pas bouillante – le soir, au coucher.

Infusion de mélisse

Ingrédients

1 cuil. à café de mélisse

1/2 cuil. à café d'origan

1/2 cuil. à café d'aubépine

25 cl d'eau

Portez l'eau à ébullition et ajoutez les ingrédients.
Couvrez, éteignez le feu et laissez infuser pendant cinq minutes.
Filtrez et sucrez. Buvez une tasse de cette infusion bien chaude le soir, au coucher.
Il est important de couvrir le récipient et de récupérer les petites gouttes de condensation sur le couvercle avant de filtrer le liquide, parce que l'effet sédatif de la mélisse est principalement dû aux huiles essentielles qu'elle renferme, lesquelles se diffusent dès que la plante entre en contact avec l'eau bouillante. Si vous ne fermez pas la théière, ces principes actifs se volatiliseront.

Le saviez-vous ?

Prendre un bain dans une eau agrémentée d'une infusion de mélisse a également des effets très intéressants. Si vous en avez la possibilité, faites-le deux à trois fois par semaine, avant de vous coucher, en période de stress, ou, par exemple, après un long voyage en voiture. Un bain à la mélisse calmera aussi les jeunes enfants agités et qui ont tendance à l'être encore plus quand ils sont fatigués.

Infusion de rose

Ingrédients

1 cuil. à café de pétales de rose

1/2 cuil. à café de cataire

1/2 cuil. à café de thym

25 cl d'eau

Faites bouillir l'eau, puis versez immédiatement toutes les plantes indiquées, couvrez et laissez reposer pendant quelques minutes. Passez dans un filtre en tissu et sucrez avec un peu de miel. Vous pouvez boire une tasse de cette infusion chaude à toute heure.

Infusion de passiflore

Ingrédients

1 cuil. à café de passiflore

1/2 cuil. à café de fleurs de tilleul

1/2 cuil. à café de camomille

25 cl d'eau

Faites bouillir l'eau, et immergez immédiatement tous les ingrédients. Laissez infuser pendant cinq minutes. Puis filtrez avec soin et sucrez avec un peu de miel de fleurs d'oranger. Cette tisane doit être bue chaude, au coucher.

Le saviez-vous ?

La passiflore (*Passiflora incarnata*) est aussi appelée fleur de la passion, un nom qui lui vient de la Passion de Jésus-Christ, car les différentes parties de la fleur ressembleraient aux attributs qui la caractérisent.

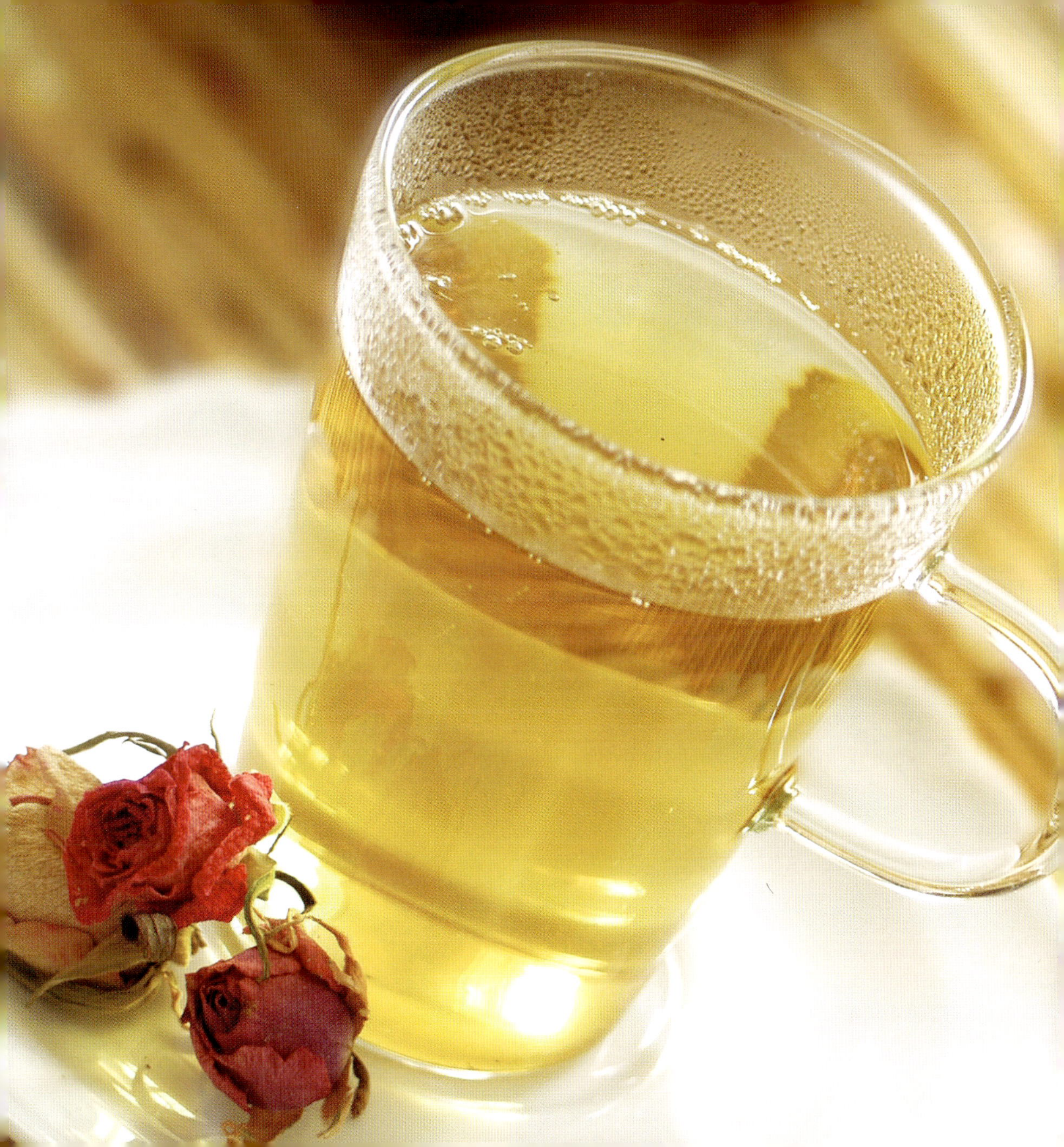

Tisane pour bien dormir

Ingrédients

20 g de millepertuis

20 g de feuilles de mélisse

10 g de feuilles de framboisier

10 g de fleurs et de feuilles d'aubépine

5 g de racine de valériane

5 g de passiflore

5 g de fleurs de houblon

5 g de fleurs de lavande

25 cl d'eau

Mélangez bien tous les ingrédients et versez-en deux cuillerées à café dans l'eau que vous aurez fait bouillir. Laissez reposer cinq minutes au minimum et filtrez avec soin. Vous pouvez sucrer cette boisson avec une cuillerée à café de miel de fleurs d'oranger et en boire une tasse chaude au coucher.

Le principe actif de la racine de valériane – l'isovalérate de bornyle – est très volatil, tant et si bien que pour que cette plante fasse effet, la racine que vous utilisez doit être fraîche ou avoir été conservée dans un récipient totalement hermétique, pour éviter toute décomposition de ses principes actifs.

Infusion de laitue

Ingrédients

2 feuilles de laitue fraîche

1 pincée de fleurs d'oranger

25 cl d'eau

Versez l'eau bouillante sur les ingrédients, couvrez et laissez reposer cinq minutes. Filtrez et sucrez l'infusion avec du miel de fleurs d'oranger. Buvez-en une tasse bien chaude avant de dîner.

Infusion d'aubépine

Ingrédients

1 cuil. à café de fleurs d'aubépine

25 cl d'eau

Faites bouillir l'eau, éteignez le feu, puis ajoutez les fleurs d'aubépine. Couvrez et laissez reposer l'infusion pendant trois à quatre minutes. Filtrez avec soin et sucrez avec un peu de miel de fleurs d'oranger. Buvez-en une tasse chaude après le dîner.

Le saviez-vous ?

Si vous souffrez de troubles cardiaques bénins ou de troubles de type nerveux qui se manifestent sous la forme de palpitations et d'une légère fatigue, tels les problèmes de stress et d'anxiété, préparez votre tisane avec une cuillerée à café de feuilles de mélisse et de racine de valériane. Cette infusion augmente l'irrigation sanguine, et donc l'oxygénation des tissus cardiaques, normalise la tension artérielle et calme les palpitations (tachycardie). Vous boirez deux à trois petites tasses par jour.

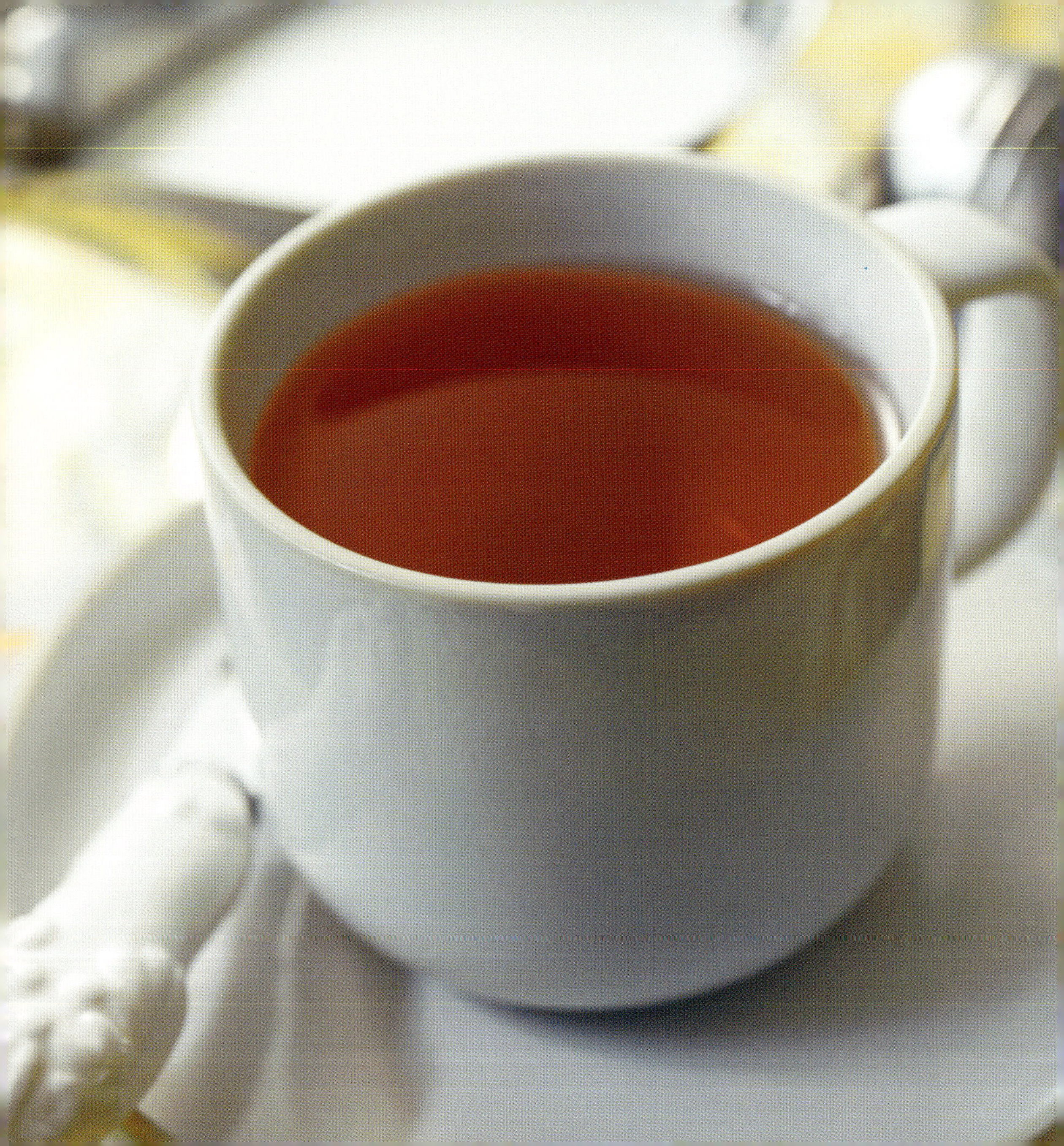

Infusion de mélisse, passiflore, coquelicot et fleurs d'oranger

Ingrédients

30 g de feuilles de mélisse

30 g de passiflore

20 g de pétales de coquelicot

20 g de fleurs d'oranger

1 l d'eau

Versez tous les ingrédients dans une casserole et portez à ébullition pendant trente secondes, puis laissez reposer à couvert pendant dix minutes. Filtrez et sucrez l'infusion à votre convenance avec du miel. À boire à petites gorgées après le dîner.

Le saviez-vous ?

Ce mélange de plantes aide à s'endormir et procure un sommeil réparateur.

Infusion de basilic

Ingrédients

1/2 cuil. à café de basilic

1/2 cuil. à café de sauge

Le zeste d'une orange

1/2 l d'eau

Versez l'eau bouillante sur les ingrédients, couvrez et laissez reposer pendant quatre à cinq minutes. N'oubliez pas de bien laver le zeste d'orange avec une brosse afin d'éliminer tous les restes de produits chimiques qui auraient pu s'y accrocher. Filtrez et sucrez l'infusion avec un peu de miel. Elle se boit chaude, et, si possible, juste après le repas.

Tisane de valériane

Ingrédients

10 g de racine de valériane

20 g de fleurs de houblon

10 g de fleurs d'hibiscus

5 feuilles de menthe

25 cl d'eau

Pour tirer le maximum des principes actifs de ces plantes, laissez-les macérer toute une journée, du matin jusqu'au soir. Puis faites chauffer légèrement le liquide obtenu avant de le filtrer. Cette tisane a un grand effet relaxant, surtout sur les personnes âgées.

L'isovalérate de bornyle, principe actif de la racine de valériane, est extrêmement volatil : pour éviter sa décomposition et pour que la plante fasse effet, il faut donc avoir recours à des racines fraîches ou qui ont été conservées dans un récipient parfaitement hermétique.

Infusion de coquelicot

Ingrédients

1 cuil. à café de pétales de coquelicot

25 cl d'eau

Versez les pétales de coquelicot dans l'eau bouillante et laissez infuser quelques minutes. Filtrez avec soin et ajoutez un petit peu de miel.

Le saviez-vous ?

Les pétales de coquelicot sont aussi utilisés pour calmer les quintes de toux chez les enfants et les personnes âgées. On peut utiliser les capsules du coquelicot. Il faut les cueillir quand elles sont encore vertes, environ une semaine après l'éclosion de la fleur. Faites bouillir deux ou trois de ces capsules durant cinq minutes dans 25 cl d'eau. On pourra donner aux enfants trois à quatre cuillerées à soupe de cette infusion au coucher, agrémentées d'un peu de miel ou mélangées à du lait.

Infusion de millepertuis

Ingrédients

30 g de millepertuis séché

20 g de feuilles de mélisse

10 g de passiflore

1 l d'eau

Faites bouillir l'eau, puis introduisez immédiatement les plantes. Laissez infuser pendant cinq minutes. Passez dans un filtre en tissu et sucrez avec du miel. Cette tisane se boit chaude, au coucher.

Le saviez-vous ?

Les personnes qui ont déjà souffert d'une réaction allergique à une exposition au soleil, après l'absorption d'un médicament (photosensibilité), ne doivent pas boire de cette infusion de millepertuis (*Hypericum perforatum*). En effet, si elles s'exposaient à de fortes radiations solaires après l'avoir absorbée, elles pourraient présenter des irritations cutanées semblables aux brûlures solaires précédentes.

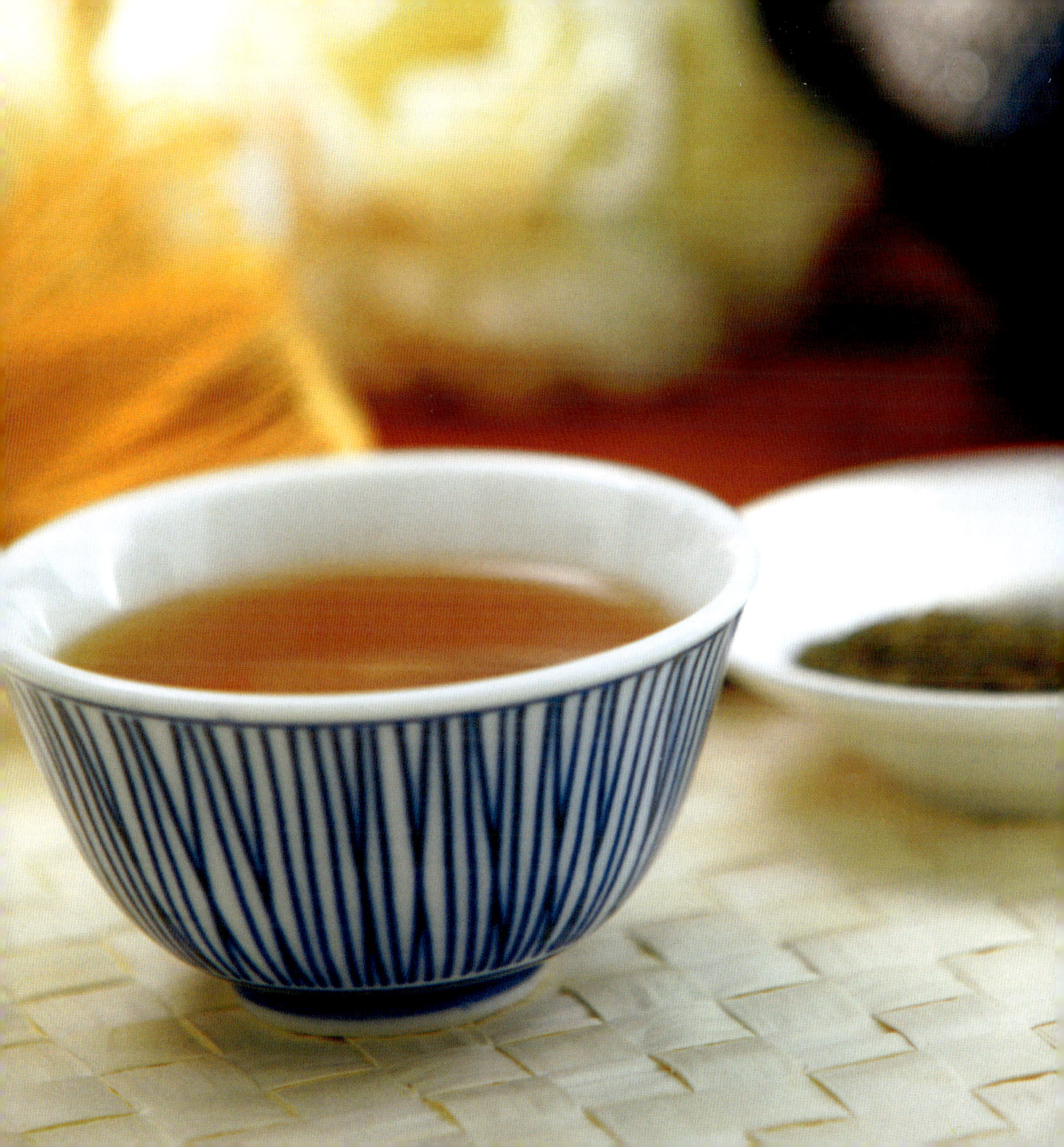

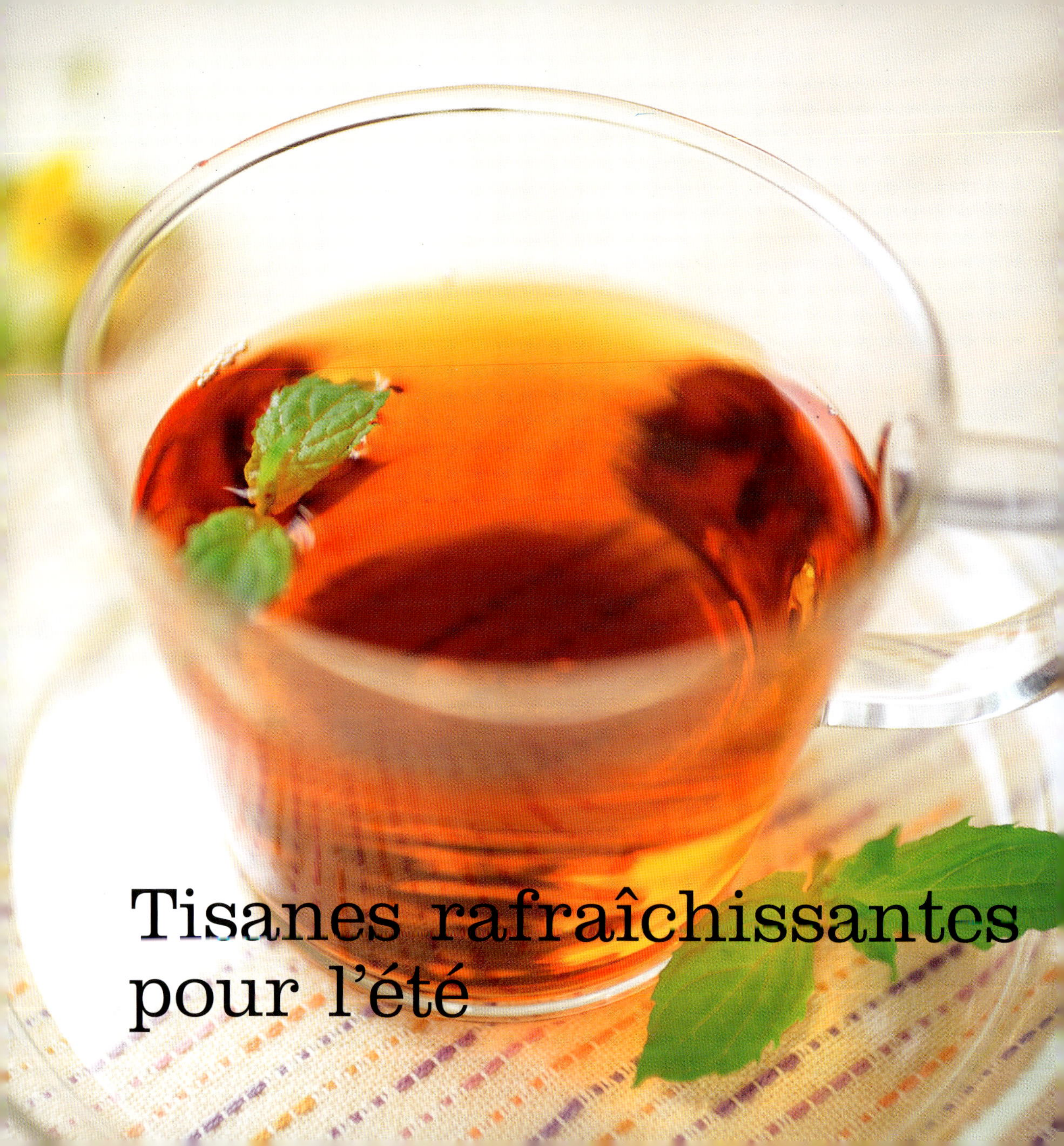

Tisanes rafraîchissantes pour l'été

Par définition, on peut boire ces tisanes à n'importe quel moment de la journée. Elles constituent des boissons saines et naturelles qui conviennent à tous et, en particulier, aux enfants. C'est d'ailleurs une bonne alternative aux boissons gazeuses qui distendent l'estomac et contiennent de grandes quantités de sucre et autres édulcorants non recommandables (saccharine, aspartame, etc.), ainsi que des exhausteurs de goût (glutamate de sodium, etc.). N'hésitez pas, par ailleurs, à vous amuser à les tester. Une fois que vous connaîtrez bien les plantes que vous et vos proches préférez, libre à vous de tenter quelques expériences personnelles et de modifier certaines des recettes de cet ouvrage, voire d'en inventer de nouvelles. Par exemple, on peut relever le goût du jus naturel pommes/carottes – ceux qui l'ont goûté savent à quel point c'est bon ! – avec quelques petites feuilles de menthe ou un peu de cardamome. Fiez-vous à votre instinct ; il vous dictera quelles plantes choisir.

Infusion d'orange

Ingrédients

1 cuil. à café de menthe

1 cuil. à café de fleurs d'hibiscus

1 morceau de zeste d'orange

1 l d'eau

Dès que l'eau bout, ajoutez le zeste d'orange que vous aurez préalablement lavé avec une brosse. Laissez bouillir quelques secondes. Puis, éteignez le feu et ajoutez le reste des ingrédients. Laissez infuser pendant une vingtaine de minutes. Filtrez et sucrez l'infusion avec du miel, puis mettez-la au réfrigérateur. Les sépales de l'hibiscus contenant beaucoup de vitamine C et ayant un goût légèrement âpre, vous pouvez remplacer cette plante par un peu de jus de citron, si vous préférez.

Infusion de primevère

Ingrédients

1 cuil. à soupe de fleurs et de feuilles de primevère

Le zeste de deux citrons

Le jus d'un citron

1 morceau de sucre

1/2 l d'eau

Versez les fleurs et les feuilles de primevère dans l'eau bouillante, éteignez le feu et laissez refroidir complètement.
Une fois que l'eau est froide, ajoutez le jus et le zeste d'un citron haché en morceaux menus.
Laissez macérer de douze à vingt-quatre heures au réfrigérateur.
Servez avec un morceau de sucre préalablement frotté contre le zeste d'un citron bien lavé.

Attention !

Si vous achetez vos citrons, vos oranges et vos pomelos dans des magasins d'alimentation courants, il est fort probable que ces fruits aient été traités avec des produits chimiques. C'est la raison pour laquelle il faut que vous veilliez à toujours les laver avec soin à la brosse avant de les utiliser.

Décoction d'amandes douces

Ingrédients

100 g d'amandes douces

10 feuilles de menthe fraîche

2 l d'eau

Pilez les amandes dans un mortier ou passez-les au mixeur. Vous pouvez ajouter quelques gouttes de lait pour faciliter l'opération. Puis, dans un récipient émaillé ou en acier inoxydable, versez les amandes hachées et l'eau. Faites bouillir lentement à feu doux pendant cinq minutes, en remuant de temps en temps pour que les amandes ne brûlent pas. Éteignez le feu, ajoutez les feuilles de menthe fraîche et laissez reposer cinq minutes de plus.
Passez la décoction au travers d'un filtre en tissu, sucrez à votre convenance et réservez au réfrigérateur dans une bouteille en verre bouchée, jusqu'au moment où vous souhaitez la consommer.

Infusion de mélisse et de menthe

Ingrédients

1 cuil. à café de mélisse

1/2 cuil. à café de feuilles de menthe

1/2 cuil. à café de menthe pouliot

25 cl d'eau

Faites bouillir l'eau, éteignez le feu, puis ajoutez immédiatement les ingrédients. Laissez infuser pendant trois à cinq minutes. Passez dans un filtre en tissu, en pressant légèrement les plantes. Sucrez avec du miel, si possible de romarin, ou avec du sucre parfumé à la rose que vous pouvez préparer de la manière suivante : écrasez dans un mortier une poignée de pétales de rose que vous aurez cueillis sur des plantes non traitées chimiquement contre les parasites. Mélangez-les avec du sucre de canne en poudre et conservez la pâte obtenue dans un récipient en verre transparent non rempli complètement. Laissez le pot exposé au soleil pendant un mois, en l'agitant une fois par jour.

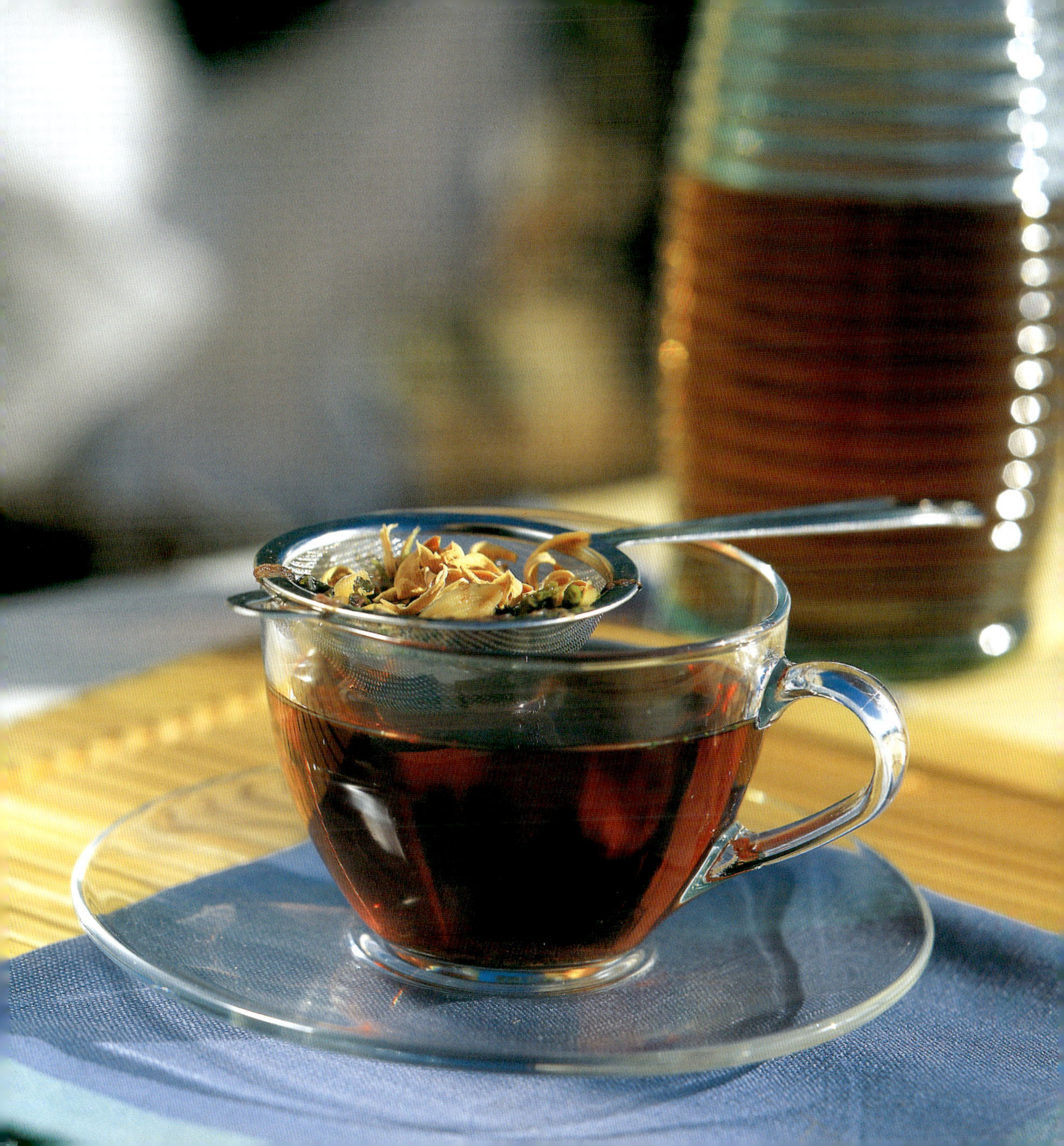

Sirop de fleurs de sureau noir

Ingrédients

50 ombelles de sureau

1,5 kg de sucre

3 l d'eau

Utilisez des fleurs de sureau fraîches pour qu'elles conservent tout leur arôme. Dans un récipient, mettez-les à macérer avec l'eau pendant vingt-quatre heures. Celle-ci se sera alors fortement imprégnée de leur arôme. Ensuite, retirez les fleurs et passez le liquide au travers d'un filtre en tissu fin pour éliminer les éventuels restes. Puis, faites bouillir l'eau obtenue agrémentée de sucre pendant quelques minutes pour permettre au sirop de bien se conserver. Vous pouvez remplacer le sucre par du sirop de canne à sucre, ou quelque chose de semblable, mais pas par du miel, car le résultat serait complètement différent. Pour finir, versez le sirop obtenu dans des bouteilles de verre. Dans de bonnes conditions, ce sirop se conserve pendant environ un an, toute bouteille ouverte devant être gardée au réfrigérateur. Il peut servir à aromatiser vos gâteaux, glaces et salades de fruits.

Décoction d'anis

Ingrédients

1/2 cuil. à café de graines d'anis

1/2 l de lait

Faites chauffer le lait, et lorsqu'il commence à bouillir, ajoutez les graines d'anis et baissez le feu. Laissez cuire une dizaine de minutes pour obtenir une décoction. Puis filtrez et sucrez avec un peu de miel. Placez la tisane obtenue au réfrigérateur pour qu'elle soit bien fraîche au moment de la consommer. Cette décoction saura calmer vos soifs : elle est très rafraîchissante.

Décoction de cerises

Ingrédients

250 g de cerises

25 g de fleurs d'oranger

250 g de pommes

1 l d'eau

Faites bouillir les fleurs d'oranger dans l'eau pendant quelques minutes. Dans un récipient, placez les cerises dénoyautées et les pommes préalablement coupées en morceaux. Puis versez la décoction encore bouillante par-dessus. Laissez macérer durant une demi-heure. Ensuite, passez la tisane obtenue au travers d'un filtre en tissu en pressant légèrement les fruits. Sucrez avec du miel. Vous pouvez servir cette boisson rafraîchissante dans des verres en décorant leur bord de deux cerises unies à une feuille de cerisier.

Décoction de dattes

Ingrédients

15 g de dattes

15 g de figues sèches

5 feuilles de menthe

1 l d'eau

Couvrez les fruits secs avec l'eau et laissez macérer pendant cinq à six heures. Puis, faites chauffer le tout à feu doux jusqu'à ébullition. Laissez cuire une demi-heure environ. Filtrez le liquide obtenu et mettez-le à refroidir au réfrigérateur.

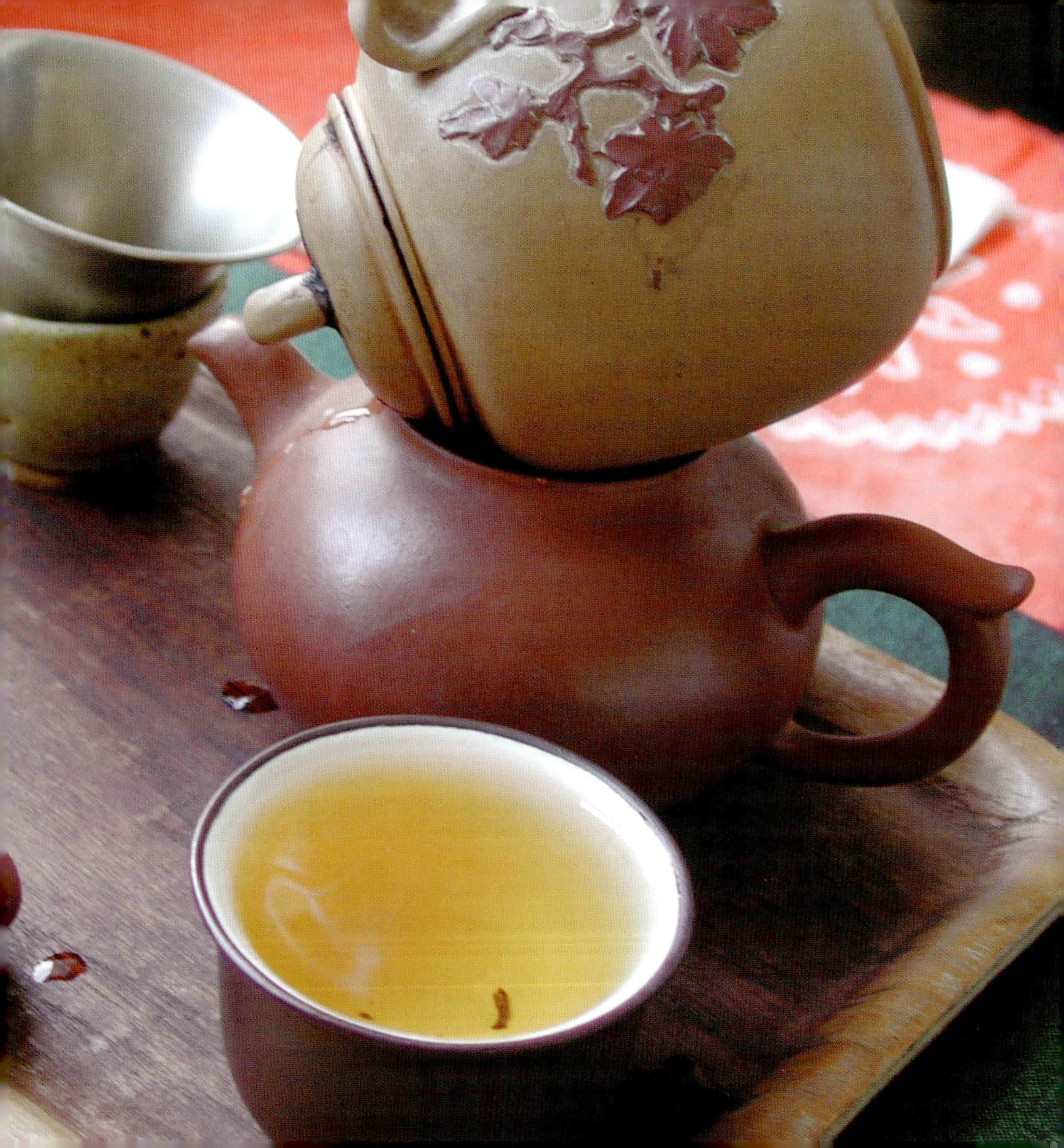

Décoction d'angélique

Ingrédients

20 g d'angélique

10 feuilles de mélisse fraîche

1 bâton de cannelle

1 pincée de noix de muscade râpée

1 clou de girofle

Le zeste d'un demi-citron

1 l d'eau

Portez l'eau à ébullition et versez tous les ingrédients préalablement coupés en morceaux menus, à l'exception de la mélisse. Laissez bouillir encore pendant environ cinq minutes. Éteignez le feu, puis ajoutez la mélisse et un petit peu de miel. Couvrez et laissez reposer durant une demi-heure. Passez la tisane dans un filtre en tissu et mettez-la au réfrigérateur. Ajoutez, si vous le désirez, quelques gouttes de citron avant de servir.

Le saviez-vous ?

L'angélique est une jolie plante de la famille des ombellifères, dont le nom est dérivé du latin *umbella* qui signifie « parasol », et *ferre* qui signifie « porter », ces plantes portant des inflorescences en forme de parapluie. L'angélique ou « herbe aux anges » doit son nom à ses prétendues vertus magiques. Mais son parfum aromatique et ses vertus thérapeutiques sont aussi bien connus, en particulier les propriétés de sa racine qui, cuite, a un effet tonique et carminatif. La racine comme les fruits de l'angélique sont utilisés traditionnellement dans la fabrication de liqueurs aux herbes, telle la chartreuse. Les recettes de ces liqueurs, familiales, contiennent en général de la camomille, de la coriandre, de la racine et des fruits d'angélique, de l'hysope, de la menthe, de la mélisse, des graines d'anis, des bâtons de cannelle et des clous de girofle, auxquels s'ajoutent proportionnellement sucre et alcool. Ce mélange populaire est très aromatique et peut tout à fait être préparé autrement qu'en liqueur. À chacun d'expérimenter diverses préparations avec ces plantes aromatiques ayant pour vertus principales des effets toniques, digestifs et carminatifs.

Infusion d'hysope

Ingrédients

1 cuil. à café de fleurs d'hysope

1 capsule de cardamome

Le jus d'un demi-citron

25 cl d'eau

Faites chauffer l'eau. Pendant ce temps, ouvrez la capsule de cardamome et extrayez les multiples petites graines qu'elle contient, en veillant à avoir les mains parfaitement propres. Séparez-les avec les doigts, mettez-les dans un mortier et écrasez-les jusqu'à obtenir une poudre fine. L'arôme agréable que dégagent alors les graines ne manquera pas de vous plaire. Lorsque l'eau est en ébullition, versez la poudre obtenue et l'hysope, puis éteignez le feu. Laissez reposer pendant quatre à cinq minutes. Filtrez et mettez l'infusion au réfrigérateur. Ensuite, si vous le désirez, vous pourrez ajouter quelques gouttes de jus de citron juste avant de servir. Présentez cette boisson rafraîchissante dans d'élégants verres hauts et décorez de quelques petites feuilles d'hysope fraîches.

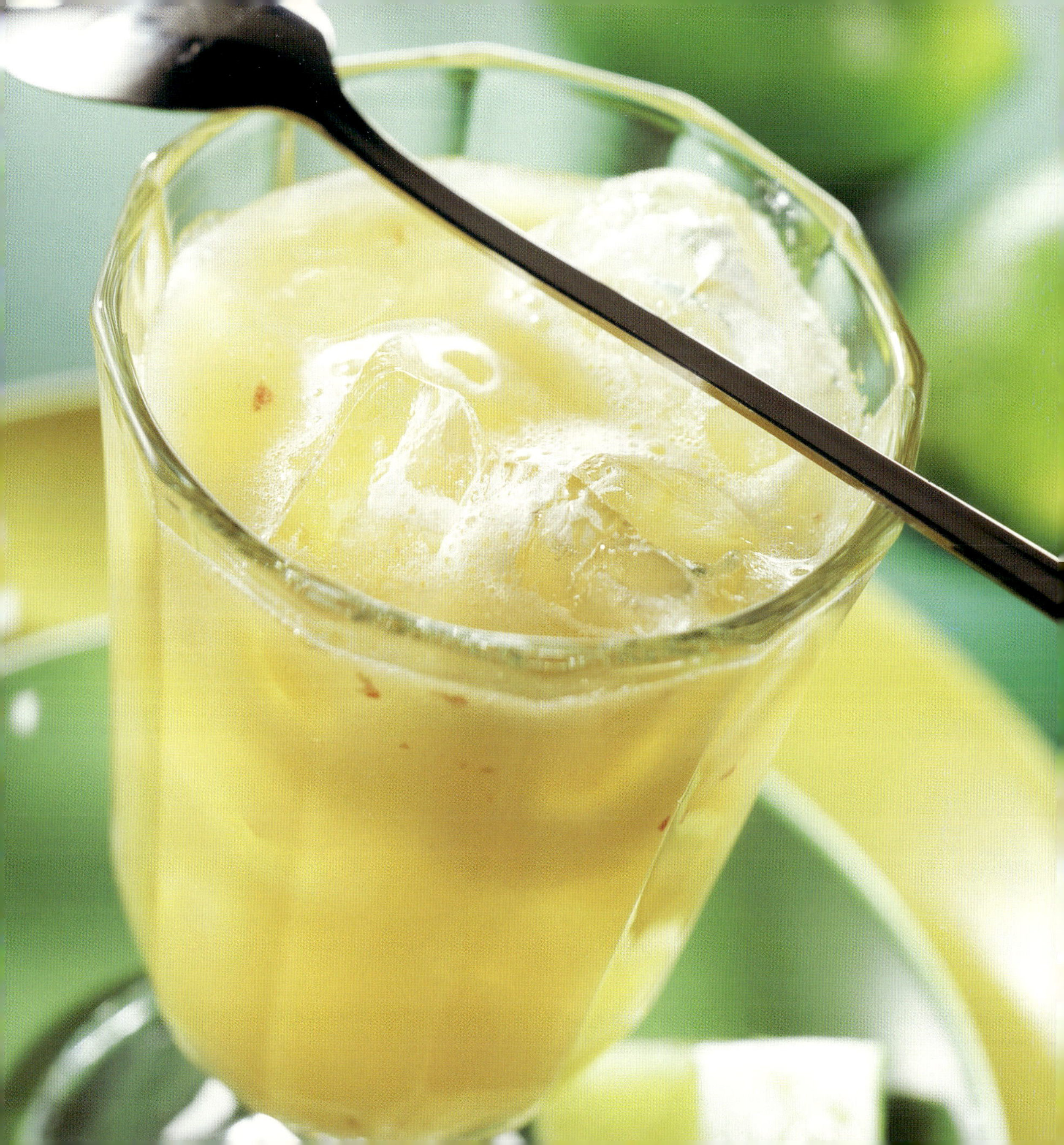

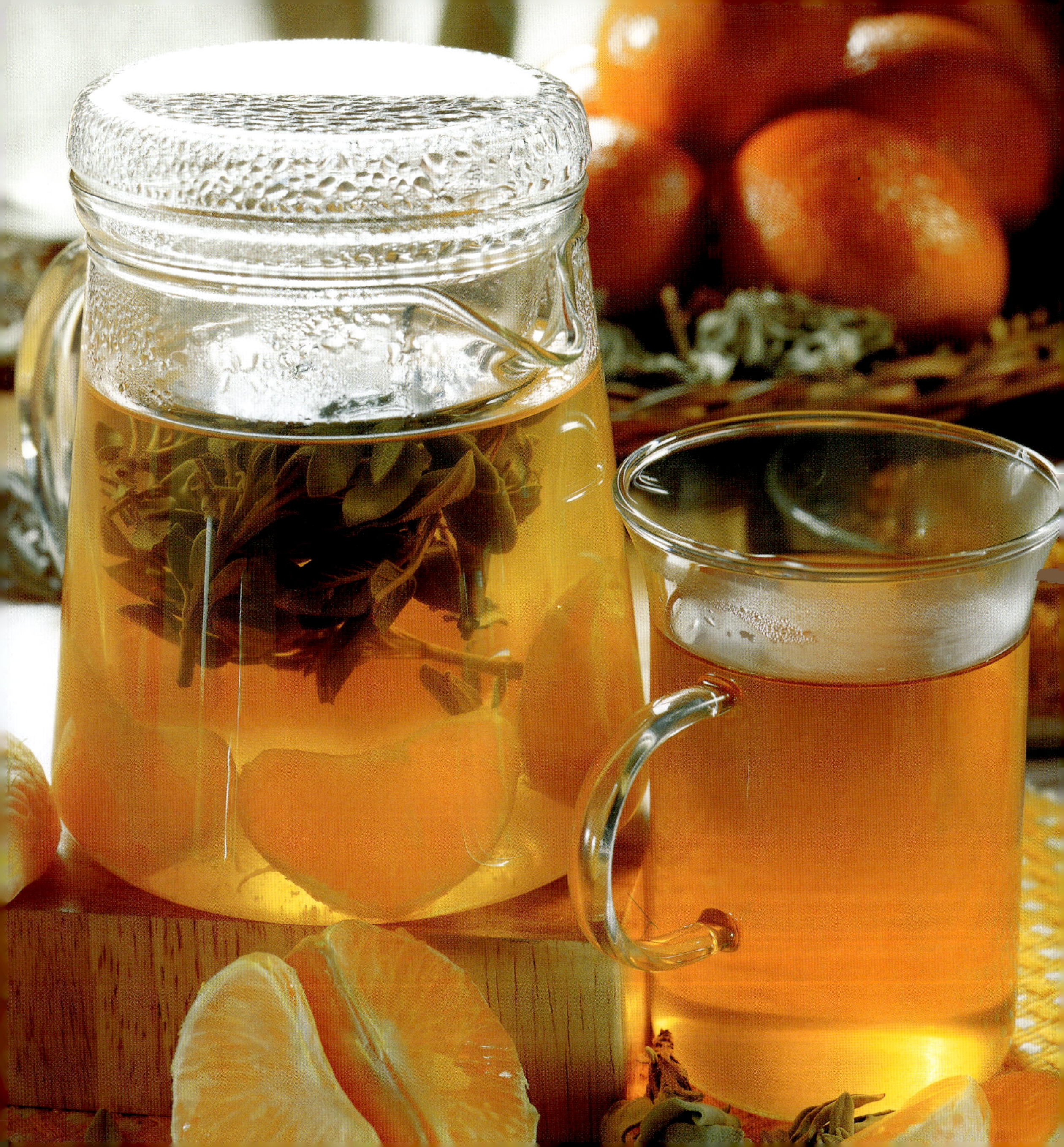

Infusion de sauge à la mandarine

Ingrédients

2 à 3 feuilles de sauge

2 à 3 quartiers de mandarine

25 cl d'eau

Faites bouillir l'eau, puis ajoutez les feuilles de sauge et laissez reposer quelques minutes pour obtenir une infusion. Filtrez, puis ajoutez les quartiers de mandarine et passez au mixeur. Ajoutez à votre convenance un peu de miel ou de sucre brun.

Infusion d'agrumes

Ingrédients

1 cuil. à café de zeste d'orange séché

1 cuil. à café de zeste de citron séché

2 clous de girofle

Le jus d'une orange

1/2 l d'eau

Faites bouillir l'eau, retirez du feu et ajoutez immédiatement les zestes séchés ainsi que les clous de girofle. Laissez infuser pendant une vingtaine de minutes, puis ajoutez le jus d'orange. Sucrez avec un peu de miel, de préférence de fleurs d'oranger.

Karkadé

Ingrédients

1 cuil. à café de fleurs d'hibiscus

1 cuil. à café de feuilles de mélisse

1/2 cuil. à café de cynorrhodons

25 cl d'eau

Faites bouillir l'eau, puis versez les fleurs d'hibiscus, les feuilles de mélisse et les cynorrhodons. Couvrez bien et laissez reposer pendant cinq minutes, puis passez au travers d'un filtre en tissu. Sucrez à votre convenance et faites refroidir au réfrigérateur avant de boire. Cette tisane prend une belle couleur rougeâtre et a un goût très rafraîchissant lorsqu'on la boit fraîche. C'est une excellente boisson pour apaiser la soif.

Variante

Faites bouillir un litre d'eau, puis ajoutez des feuilles de menthe fraîches, de la mélisse et des fleurs d'hibiscus en quantités égales. Laissez infuser cinq minutes. Ajoutez un bon filet de sirop de fleurs de sureau et le jus d'un citron. Une fois que votre infusion a refroidi, servez-la avec des glaçons. Le sirop de fleurs de sureau est un ingrédient très intéressant d'un point de vue gustatif ; grâce à lui, on peut adoucir le goût des infusions froides de tout type.

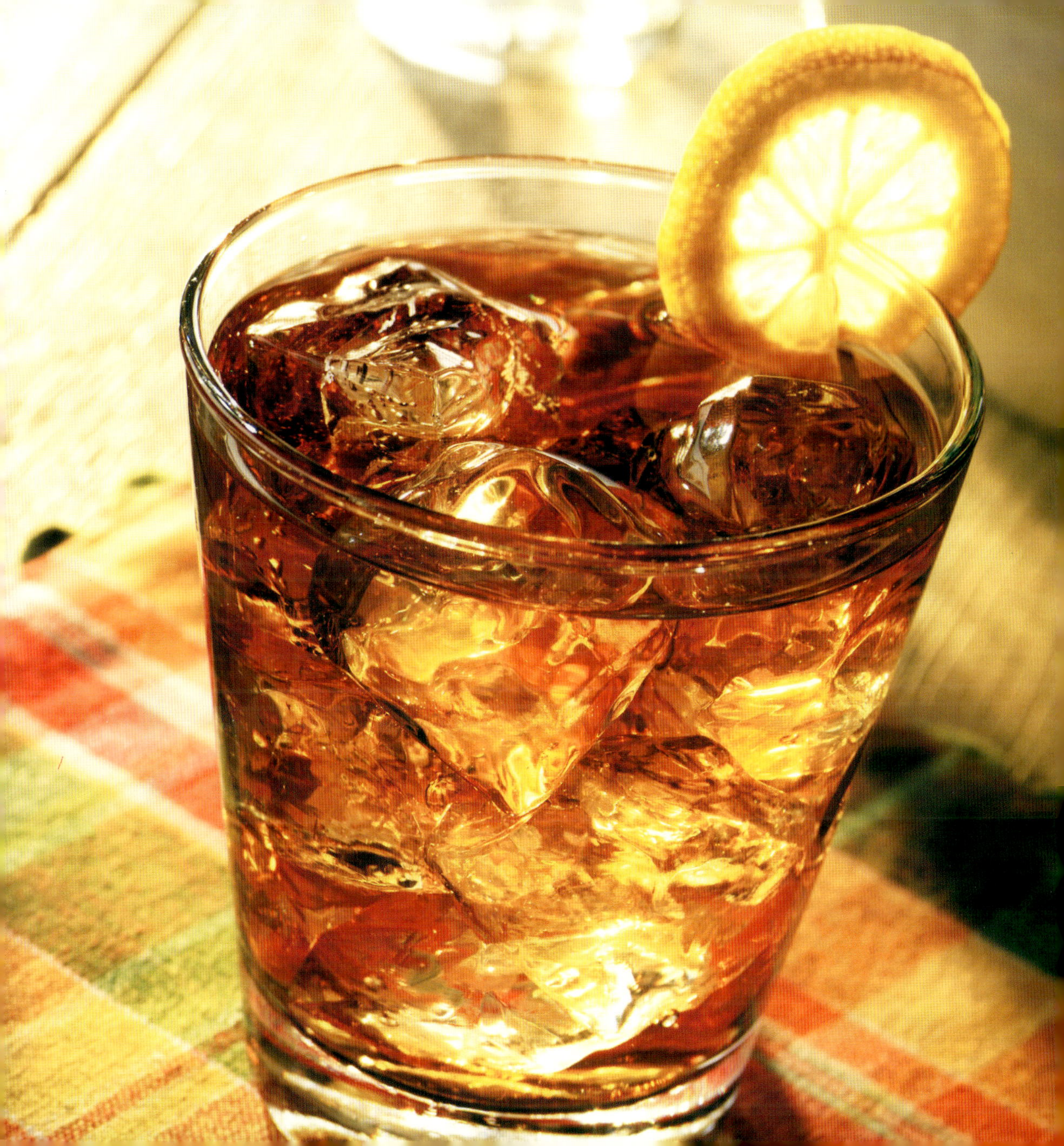

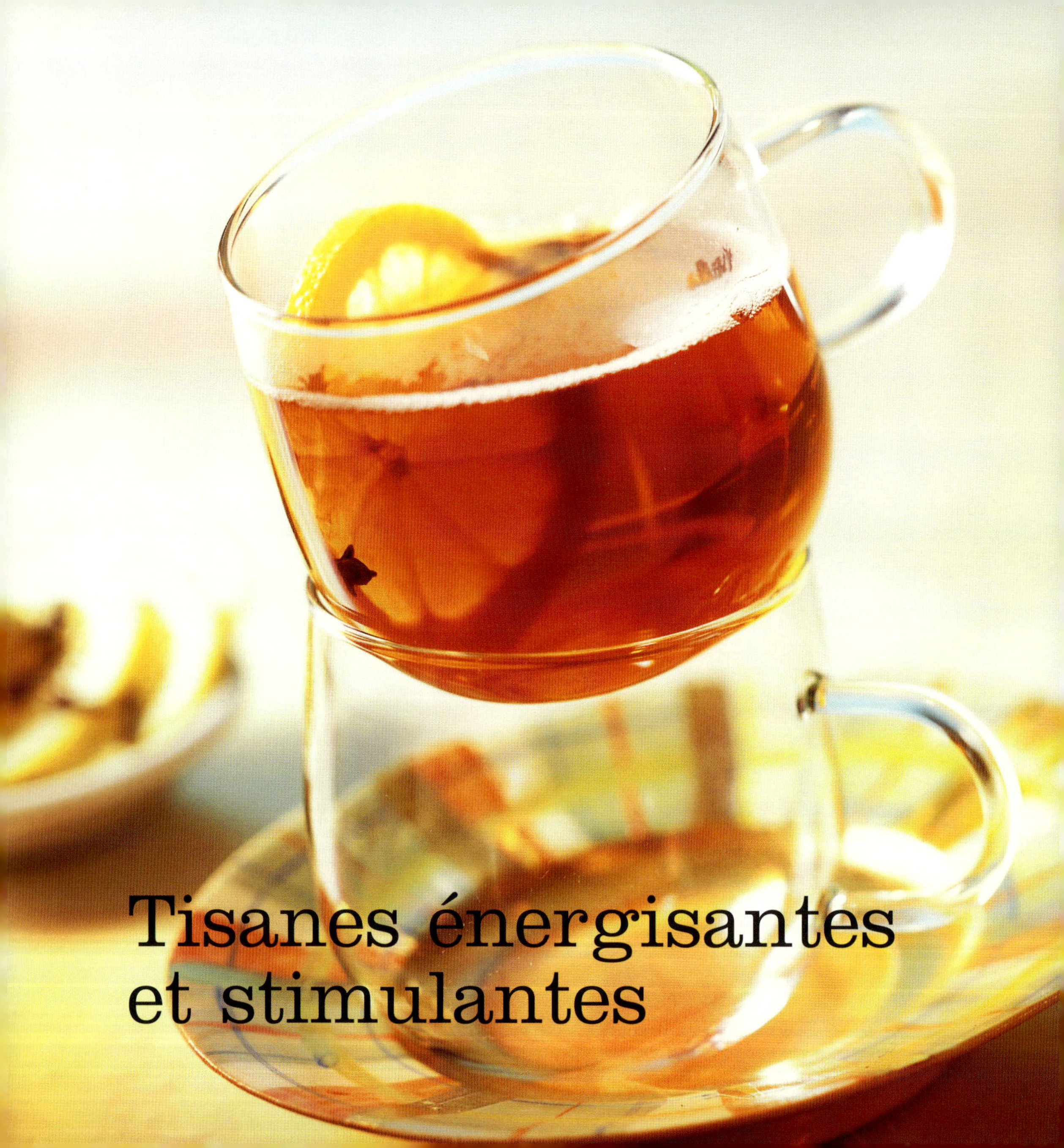

Tisanes énergisantes et stimulantes

Il est indéniable que l'être humain subit, peut-être aujourd'hui plus que jamais, les revers de la civilisation. Par chance, il commence toutefois à ressentir une nostalgie certaine pour le passé et sa tranquillité, et il vise de plus en plus à recouvrer son équilibre, notamment grâce aux plantes médicinales. Avant de devenir esclave du café matinal, du comprimé de l'après-midi contre le mal de tête et de celui du soir pour trouver le sommeil, ne devrions-nous pas plutôt envisager de sensibiliser et de renforcer notre organisme avec des tisanes énergisantes ? Ces boissons réduisent la fatigue et augmentent la rapidité au travail, sans porter préjudice au moindre organe. Toutefois, attention : certaines de ces infusions ne sont pas adaptées aux enfants, que ce soit à cause d'un goût trop fort – celles qui contiennent de la gentiane ou de la centaurée sont amères – ou de leur teneur en caféine – certaines recettes répondent aux besoins des adeptes du café ; il vaut donc mieux qu'ils évitent d'en consommer.

Infusion de gentiane

Ingrédients

15 g de racine de gentiane

40 g de fleurs de camomille

Le zeste d'un citron

1 l d'eau

Faites bouillir l'eau, éteignez le feu et ajouter la racine de gentiane préalablement coupées en morceaux menus, ainsi que les autres ingrédients. Couvrez et laissez infuser une demi-heure.
Filtrez et sucrez à votre goût, en tenant compte de l'amertume de la racine de gentiane. Vous pouvez boire une petite tasse de cette infusion le matin et une autre après le déjeuner.

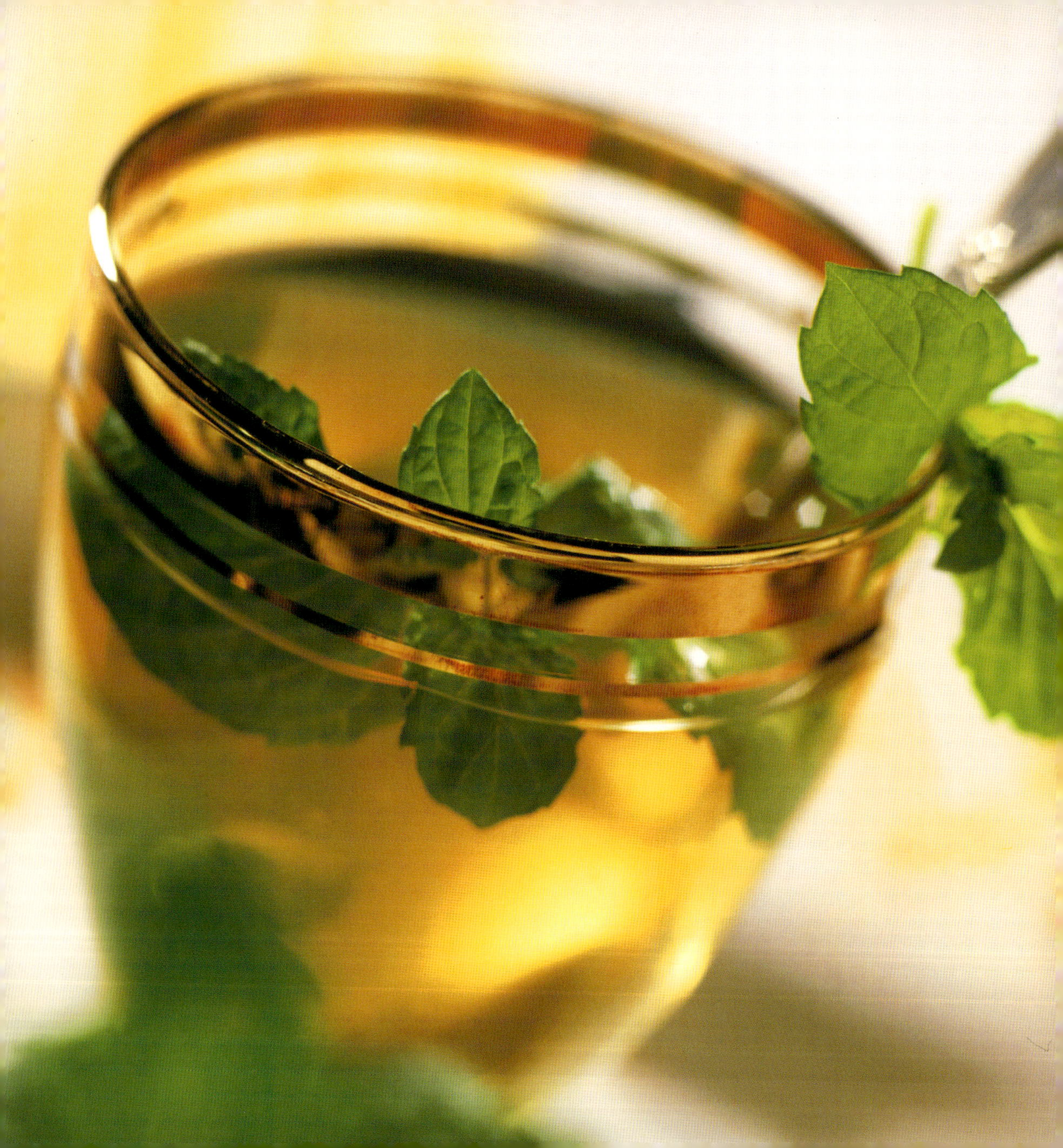

Infusion de menthe

Ingrédients

5 feuilles de menthe

3 pétales de rose

2 pincées de thé noir (facultatif)

25 cl d'eau

Faites chauffer l'eau jusqu'à ce qu'elle frémisse, puis versez-la dans une théière en faïence dans laquelle vous aurez préalablement placé les ingrédients. Couvrez et laissez infuser durant trois minutes. Servez la tisane en la filtrant au travers d'une passoire et ajoutez miel ou sucre à votre convenance.

Si vous êtes certain que votre rosier n'a pas été traité avec des produits chimiques, vous pouvez en manger les délicieux pétales.

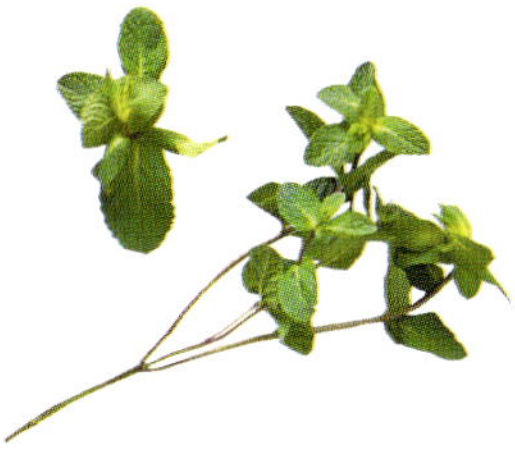

Le saviez-vous ?

La menthe a un effet stimulant sur les fonctions hépatiques et digestives. Elle donne une tisane idéale en cas de digestion lente, de météorisme ou de douleurs spasmodiques du tube digestif. Cette plante soulage aussi maux de tête, rhumes, bronchites et sinusites.

Infusion de romarin

Ingrédients

1 pincée de romarin

1 pincée d'angélique

1 pincée de thym serpolet

1 morceau de zeste d'orange

50 cl d'eau

Faites bouillir l'eau, puis versez-la sur les ingrédients et couvrez. Laissez reposer cinq minutes environ. Filtrez à l'aide d'une passoire et sucrez à votre convenance. Buvez une tasse de cette tisane à jeun, le matin.

Infusion de germandrée petit-chêne

Ingrédients

15 g de fleurs de germandrée petit-chêne

15 g de houblon

10 g de prêle

20 g de fleurs de lavande

25 cl d'eau

Hachez et mélangez les ingrédients, puis mettez-en une cuillerée à soupe dans un récipient. Versez l'eau bouillante par-dessus. Couvrez et laissez infuser pendant cinq minutes environ. Filtrez, sucrez à votre convenance et buvez une tasse de cette tisane cinq minutes avant de manger.

Le saviez-vous ?

La germandrée petit-chêne *(Teucrium chamaedrys)* est une plante tonique avec laquelle on peut préparer le vin de germandrée, qui est une boisson apéritive, en faisant macérer 25 g de ses fleurs dans un litre de vin de Xérès.

Décoction de cynorrhodons

Ingrédients

1 cuil. à soupe de cynorrhodons

1 l d'eau

Vous pouvez aussi préparer les cynorrhodons en tisane normale, même s'il est recommandé de procéder comme suit : mettez les cynorrhodons dans l'eau froide et laissez reposer pendant une nuit. Le lendemain, faites bouillir la préparation à feu doux pendant quelques minutes, puis passez-la au travers d'un filtre en tissu pour éliminer les graines et les petits poils contenus dans les fruits que vous presserez légèrement. C'est ainsi que vous conservez le plus de vitamine C. À boire froid ou chaud.

À noter

La tisane de cynorrhodons est un excellent diurétique et un très bon stimulant, riche en vitamine C. C'est une boisson très utile en hiver. Elle a un doux effet astringent et tonifie l'ensemble de l'organisme.

Infusion de verveine citronnelle

Ingrédients

1 pincée de feuilles de verveine citronnelle

1 pincée de mélisse

1 pincée de fleurs d'oranger

25 cl d'eau

Versez les plantes dans l'eau bouillante, couvrez et laissez reposer pendant cinq minutes. Cette tisane est une boisson délicieuse très appréciée pour sa saveur et ses effets toniques, gastriques et antispasmodiques.

Le saviez-vous ?

La verveine citronnelle *(Lippia triphylla)* est une plante de la famille des verbénacées. Ses petites fleurs réunies en épis pyramidaux présentent des corolles blanches à l'extérieur, et bleutées à l'intérieur. Ses fruits secs contiennent de petites graines noires. Cette plante originaire du Pérou pousse dans les jardins où elle exhale un agréable parfum de citron. Elle est facile à cultiver et fleurit en été. Il est possible d'extraire de ses feuilles 0,2 % d'une essence contenant du limonène, du géraniol, du citral, etc. ; ce sont ces substances qui leur confèrent leur parfum caractéristique. Cette magnifique plante aromatique mérite ces quelques lignes ne serait-ce que pour le plaisir immense qu'elle nous procure lorsque l'on goûte tout simplement l'une ses feuilles.

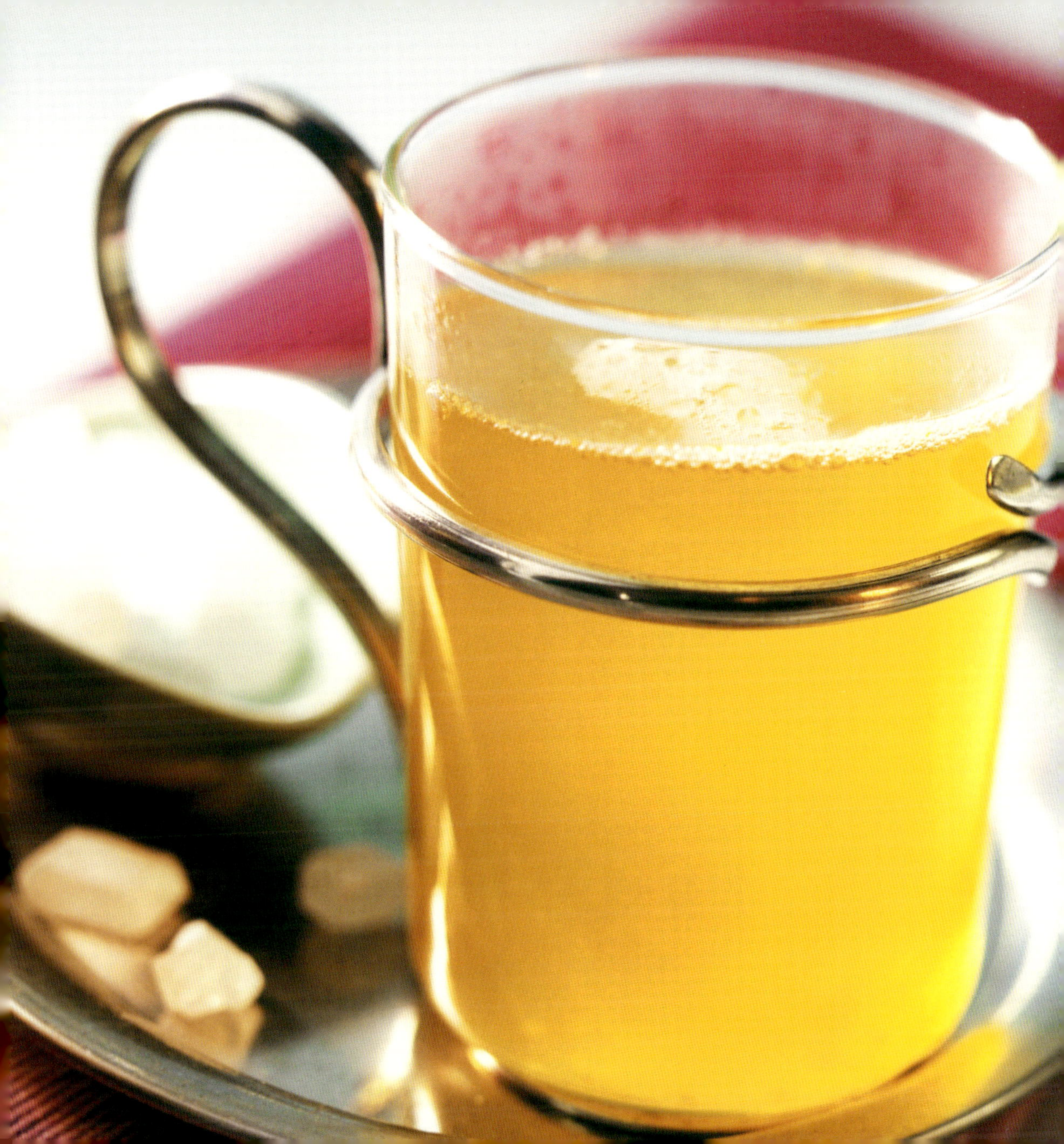

Infusion de framboisier

Ingrédients

Feuilles de framboisier

Feuilles de fraisier

Feuilles de mûrier

Feuilles de menthe

Mélisse

1 l d'eau

Mélangez les plantes à parts égales et versez une cuillerée à soupe de ce mélange dans l'eau bouillante. Laissez reposer pendant dix minutes environ pour obtenir une boisson réconfortante et délicieuse.

Cette tisane est un excellent substitut au café et a l'avantage de ne pas troubler le système nerveux ni perturber le sommeil.

Infusion d'origan

Ingrédients

1 pincée d'origan

1 pincée de thym serpolet

1 pincée d'angélique

1 pincée de romarin

25 cl d'eau

Ajoutez à l'eau bouillante les plantes indiquées, à l'intérieur d'une théière, puis couvrez. Laissez infuser cinq à six minutes. Filtrez et sucrez à votre convenance. Vous pouvez boire deux à trois tasses de cette infusion au cours de la journée.

Tisane de centaurée obtenue par macération

Ingrédients

50 g de bourgeons fleuris de centaurée

10 g de zeste d'orange

5 g de zeste de citron

2 cuil. à café de miel de romarin

1 l d'eau

À l'intérieur d'un récipient en verre, versez l'eau et ajoutez les ingrédients. Couvrez et laissez macérer pendant trois jours, en remuant de temps à autre.
Puis filtrez et versez dans un récipient de couleur sombre que vous fermerez avec soin. Buvez une petite tasse de cette tisane en milieu de matinée.

À noter

La forte amertume de la centaurée (*Centaurium umbellatum*) ne saurait être masquée par le sucre. Cette plante est néanmoins un tonique digestif idéal, capable de traiter avec succès la dyspepsie fonctionnelle.

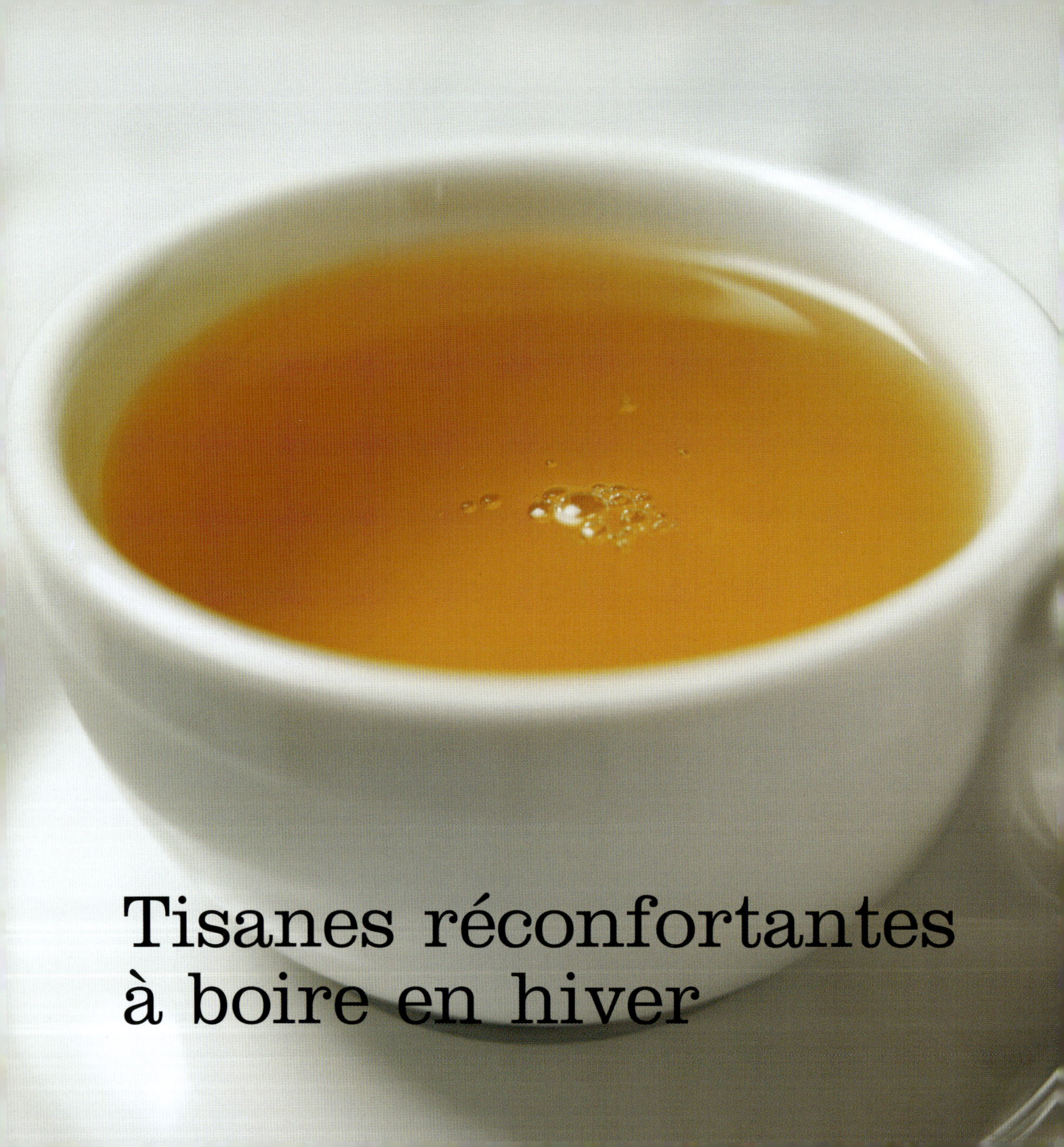

Tisanes réconfortantes à boire en hiver

Lors de ces froides journées au cours desquelles beaucoup d'entre nous finissent par attraper un rhume ou une grippe, il n'y a rien de mieux pour faire du bien à son corps et à son esprit que de boire une tisane chaude de plantes bonnes pour le système respiratoire. Qui souhaite se débarrasser d'un rhume se reposera pendant quelques jours et laissera son corps réagir naturellement : restez bien au chaud dans votre lit, allez au sauna, appliquez-vous des enveloppements hydrothérapiques et buvez les délicieuses tisanes aromatiques présentées ci-après !

Infusion de boucage

Ingrédients

1 cuil. à café de racine de boucage

1/2 cuil. à café de thym

1 cuil. à café de fleurs de marrube blanc

1 cuil. à café de réglisse

25 cl d'eau

Faites bouillir l'eau, ajoutez le boucage et la réglisse, puis laissez bouillir encore quelques instants. Ajoutez le reste des ingrédients, éteignez le feu, et laissez reposer cinq minutes. Filtrez et sucrez l'infusion à votre convenance.

Le saviez-vous ?

Le boucage que l'on utilise le plus est le grand boucage (*Pimpinella magna*) à racine brune. C'est une plante à l'action expectorante et sédative, capable de calmer la toux et l'agitation nerveuse. Mais on peut aussi utiliser du petit boucage (*Pimpinella saxifraga*) qui a les mêmes vertus et usages. Ces deux plantes donnent une tisane idéale pour les personnes enrhumées, surchargées de responsabilités et très actives, que le fait de devoir rester au lit rend très nerveuses.

Infusion d'eucalyptus

Ingrédients

1 à 2 feuilles d'eucalyptus coupées en petits morceaux

1 pincée de marjolaine

1 clou de girofle

1 morceau de zeste de citron

25 cl d'eau

Faites bouillir l'eau, éteignez le feu et ajoutez les ingrédients. Laissez infuser à couvert pendant quatre à cinq minutes. Filtrez à l'aide d'une passoire et ajoutez une cuillerée à café de miel de fleurs d'oranger ou d'eucalyptus. Vous pouvez boire plusieurs tasses de cette infusion par jour.

Attention !

Veillez à ne pas dépasser les doses indiquées, car l'eucalyptus, et en particulier son essence, n'est pas une substance inoffensive lorsqu'elle est absorbée en grandes quantités par voie interne ; elle peut devenir nocive et provoquer gastro-entérite, hématurie, etc. Cependant, en augmentant les quantités indiquées, vous pouvez fabriquer plusieurs litres de décoction afin de vous en servir pour des inhalations de vapeur apaisante, en couvrant votre tête d'un linge. Vous pouvez répéter l'opération deux à trois fois par jour. Suite à chacune de ces inhalations, il vous faudra frictionner votre visage, votre poitrine et votre dos avec une serviette humide froide, puis vous remettre au lit, complètement détendu et les voies respiratoires dégagées. Pour les enfants en bas âge, contentez-vous de placer le récipient contenant la décoction dans leur chambre.

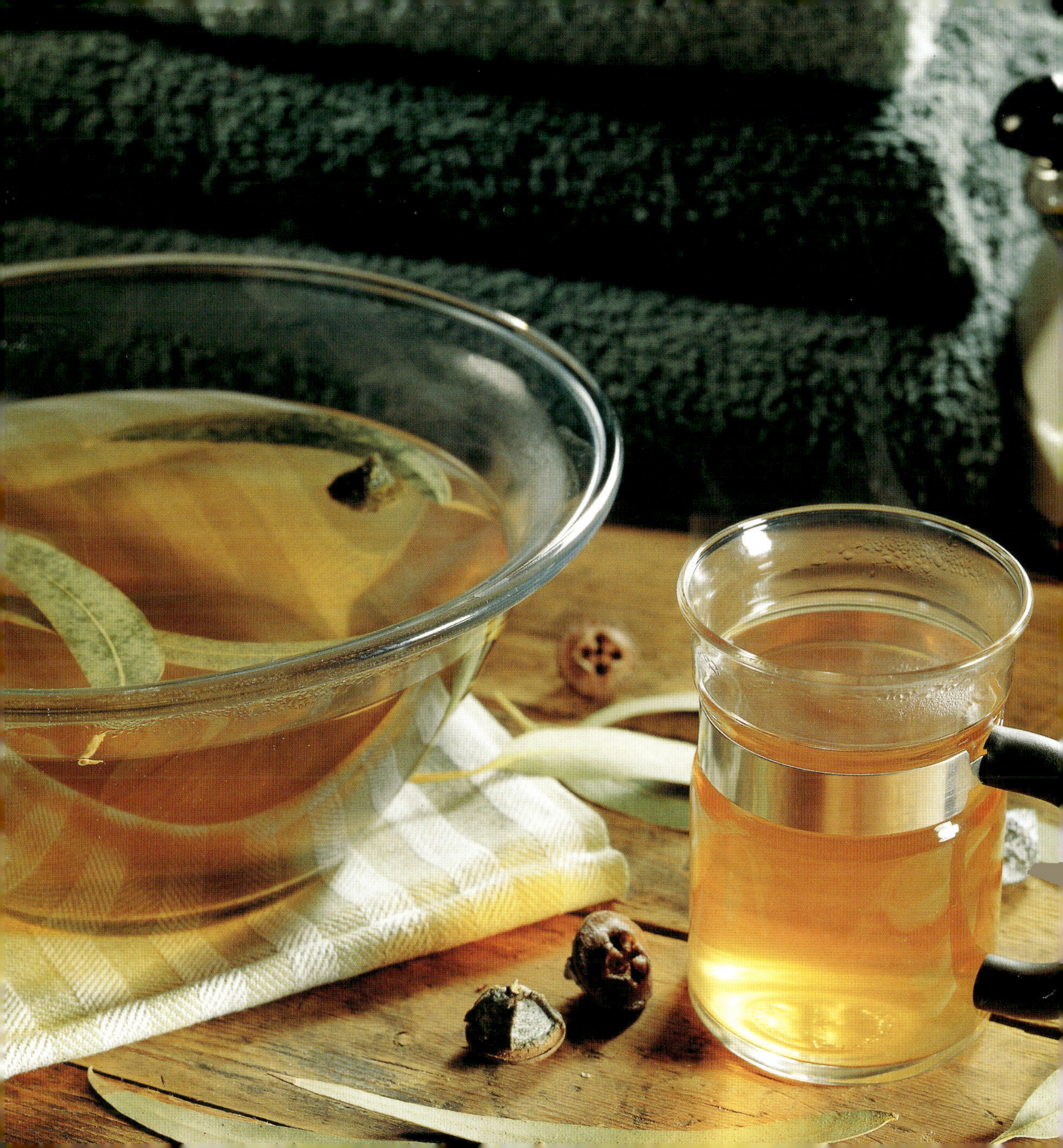

Infusion de tussilage

Ingrédients

1 cuil. à café de fleurs de tussilage

1 cuil. à café de feuilles de pulmonaire

25 cl d'eau

Faites bouillir l'eau et versez le tussilage et la pulmonaire. Laissez bouillir encore quelques secondes, puis éteignez le feu et laissez infuser durant six à sept minutes.
Filtrez la tisane au travers d'un linge au tissage serré qui ne laisse pas passer les petits poils des fruits de tussilage ; ces derniers sont en effet couronnés d'une aigrette de poils ou de filaments, comme les fruits de nombreuses plantes composées, ce qui leur permet d'être transportés par le vent. Ces petits poils pourraient irriter les gorges délicates.
On peut boire quatre tasses de cette tisane par jour, voire plus.

Le saviez-vous ?

Le nom des plantes citées ci-dessus est la preuve qu'on en connaît les vertus depuis des siècles. Le mot latin *tussilago* est un dérivé du mot *tussis* qui signifie « toux » et de *agere* qui signifie « chasser ». Cette recette de tisane simple est très efficace contre la toux, qu'elle soit sèche ou grasse, car la pulmonaire contient un principe actif qui fluidifie les sécrétions bronchiques. En outre, cette plante a un effet sudorifique et astringent, ce qui la rend très utile en cas de diarrhée.

Infusion de bouillon-blanc

Ingrédients

1/2 à 1 cuil. à café de fleurs de bouillon-blanc

1/2 cuil. à café d'origan (facultatif)

1/2 cuil. à café de thym

25 cl d'eau

Dès que l'eau frémit, immergez les plantes, couvrez et laissez infuser pendant six à sept minutes. Filtrez avec soin à l'aide d'un linge au tissage serré, car les petits poils des étamines des fleurs de bouillon-blanc peuvent irriter la gorge. Ajoutez du sucre ou du miel. Buvez deux à trois tasses de cette infusion par jour.

Infusion de mauve

Ingrédients

1,5 cuil. à café de fleurs et de feuilles de mauve

1/2 cuil. à café de fleurs de bouillon-blanc

1/2 cuil. à café de fleurs de tussilage

25 cl d'eau

Mettez les ingrédients dans un récipient, puis versez l'eau bouillante par-dessus. Couvrez et laissez reposer pendant quatre minutes. Filtrez avec soin à l'aide d'un linge au tissage serré et sucrez à votre goût. Vous pouvez boire trois à quatre tasses de cette infusion par jour.

Cette tisane est particulièrement recommandée en cas de rhume accompagné de toux.

Infusion de violette

Ingrédients

3 g de fleurs de violette

1 pincée de mauve (facultatif)

25 cl d'eau

Faites bouillir l'eau, éteignez le feu et versez les plantes médicinales. Couvrez et laissez infuser pendant cinq à six minutes. Vous obtenez une tisane à l'arôme doux et d'une jolie couleur appétissante. Vous pouvez la sucrer avec du miel de romarin.

À noter

Attention à ne pas utiliser la racine de la violette (*Viola odorata*) pour soigner un rhume : celle-ci a en effet des propriétés émétiques (vomitives) de la même manière que l'ipécacuana (*Cephaelis ipecacuanha*), une plante connue, originaire d'Amérique du Sud, et dont on extrait une substance éponyme très utilisée en médecine d'urgence pour provoquer le vomissement dans certains cas d'intoxication.

Infusion de pomelo

Ingrédients

1 morceau de zeste de pomelo

3 à 4 feuilles de menthe

2 feuilles fraîches de sauge

25 cl d'eau

Nettoyez soigneusement le zeste du pomelo à l'aide d'une brosse, hachez-le menu puis mettez-le avec la menthe et la sauge dans l'eau dès que celle-ci aura bouilli. Couvrez et laissez infuser de six et huit minutes, avant de filtrer et de sucrer avec du miel. Vous pouvez boire deux à trois tasses de cette tisane par jour.

Infusion préventive

Ingrédients

1 cuil. à soupe de fleurs de tilleul

1 cuil. à soupe de fleurs d'oranger

1 cuil. à soupe de cynorrhodons

1/2 cuil. à café de feuilles de ronce

1/2 cuil. à café de feuilles de fraisier

1/2 cuil. à café de fleurs d'hibiscus

1/2 cuil. à café de graines de fenouil

Mélangez bien tous les ingrédients. Versez une à deux cuillerées à café de cette préparation dans une tasse et ajoutez 25 cl d'eau bouillante. Laissez infuser quatre minutes, filtrez avec soin et sucrez avec du miel. Buvez-en une grande tasse le soir, au coucher. Vous pouvez agrémenter cette tisane de quelques gouttes de jus de citron, si vous le désirez.

Infusion d'échinacée

Ingrédients

1 cuil. à soupe de plante sèche

25 cl d'eau

Préparez l'infusion, puis laissez reposer durant cinq minutes. Vous pouvez en boire deux tasses par jour. Bien qu'on puisse l'absorber sous forme d'infusion, l'idéal est de consommer l'échinacée sous forme de complément alimentaire ; c'est plus pratique.

Le saviez-vous ?

La principale vertu de l'échinacée réside dans ses propriétés antimicrobiennes et ses actions antibactérienne, antivirale et fongicide, qui en font une bonne alternative aux antibiotiques chimiques. Cette plante a aussi le pouvoir d'accroître les défenses immunitaires en cas de rhume, de grippe ou de tout autre type d'infection. C'est une très bonne alliée en hiver.

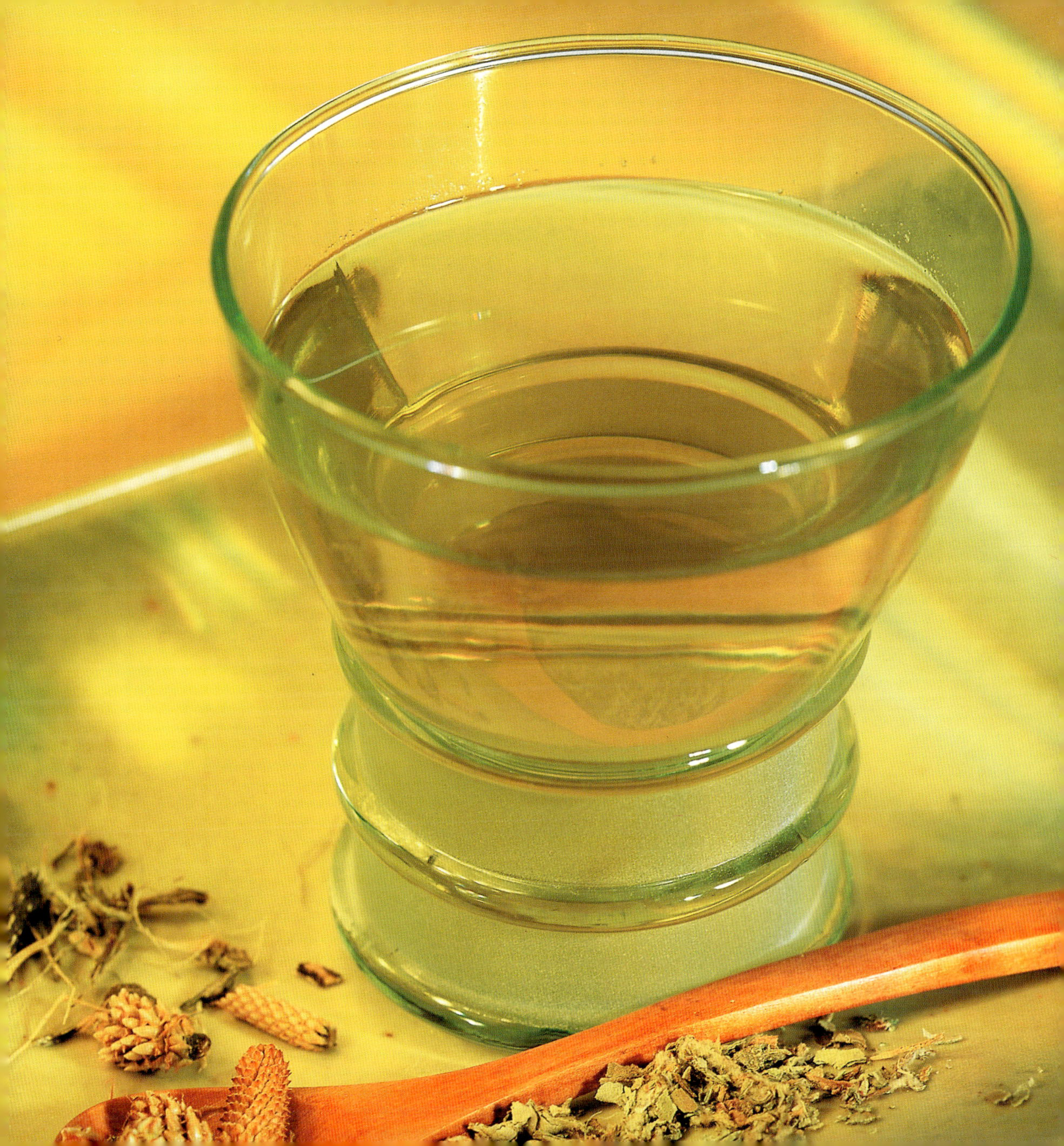

Décoction de figues dans du lait

Ingrédients

20 g de figues sèches

25 cl de lait

Lavez et faites bouillir les figues dans le lait pendant quelques minutes. Éteignez le feu et ajoutez une cuillerée à soupe de miel. Mangez les figues le soir, encore chaudes, juste avant de vous coucher, et buvez le lait tout de suite après.

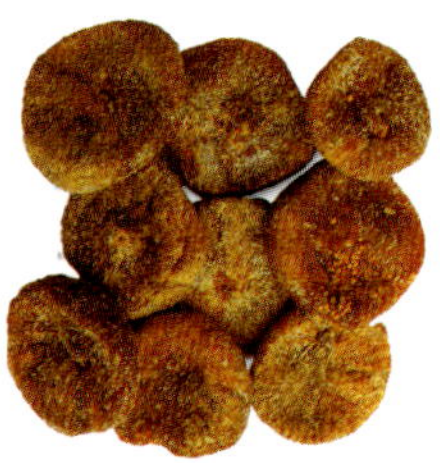

L'intérêt de la figue

Les Égyptiens le savaient déjà, il y a quatre mille ans : les figues ont un effet laxatif. En revanche, on connaît moins les effets bienfaisants de ces fruits sur l'appareil respiratoire. Pourtant, on les utilise dans plusieurs formules magistrales, comme vous pouvez le découvrir ci-dessus et page 125.

Infusion de gentiane, thym, sureau noir et coquelicot

Ingrédients

40 g de racine de gentiane en morceaux

35 g de fleurs et de feuilles de thym

15 g de fleurs de sureau noir

10 g de pétales de coquelicot

Utilisez une cuillerée à soupe par tasse du mélange des ingrédients. Faites bouillir les plantes dans l'eau (25 cl par personne) pendant deux minutes, puis laissez infuser à couvert pendant vingt minutes encore et filtrez. Buvez cette infusion à petites gorgées.

Cette tisane est excellente contre le rhume.

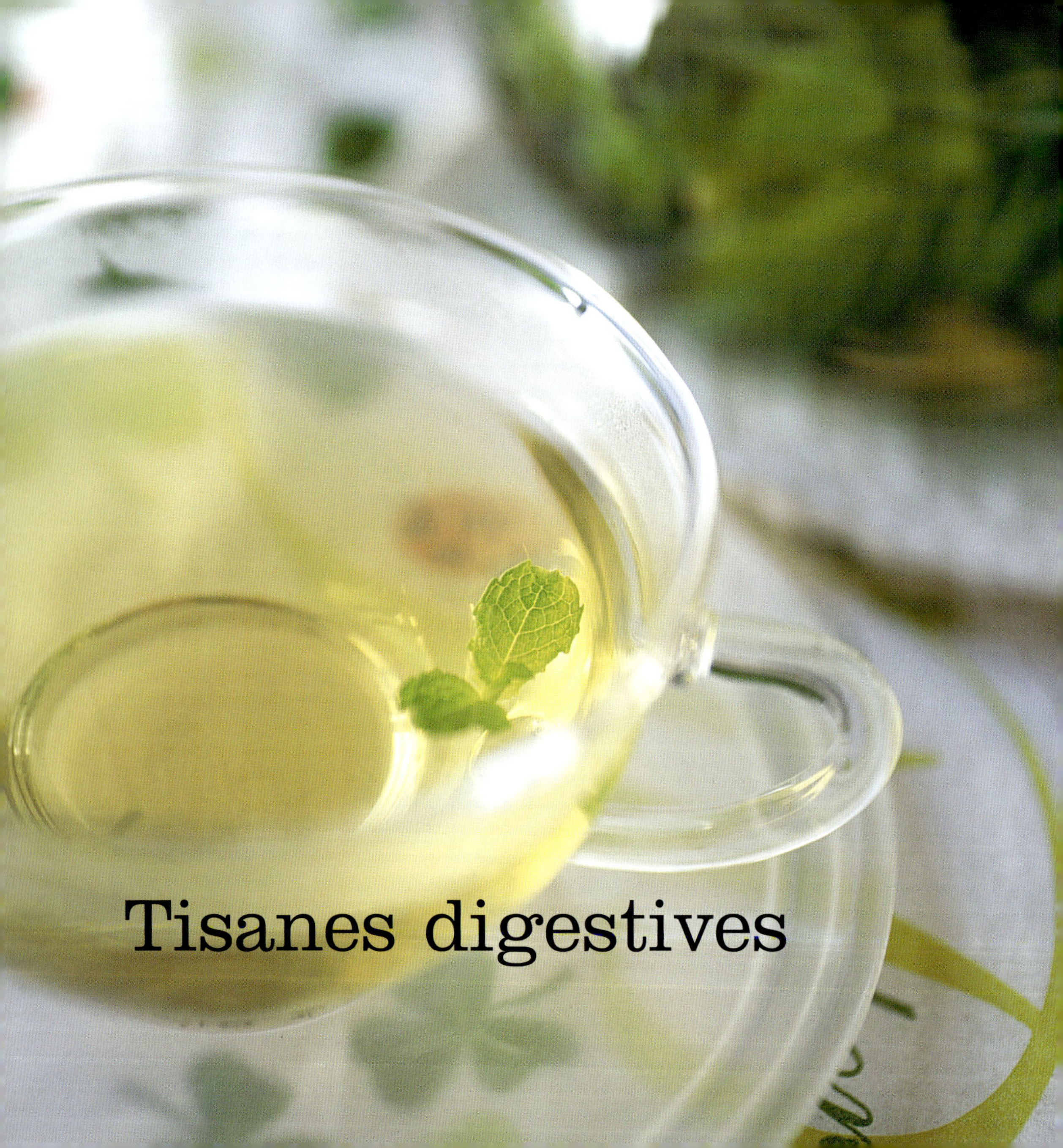

Tisanes digestives

La camomille, la menthe pouliot ou l'absinthe ne sont pas seulement des remèdes traditionnels de grand-mère à l'efficacité éprouvée ; ce sont des substances de première ligne reconnues en phytothérapie pour leur action dans le traitement des troubles digestifs. Or beaucoup de maladies – plus qu'on l'imagine – sont reliées directement ou indirectement à notre alimentation. C'est une évidence : face à un repas copieux composé d'un apéritif, d'une ou deux entrées, d'un plat, de fromage et de desserts à discrétion, le tout arrosé de bon vin, une humble camomille sera de peu d'utilité, mais elle sera plus efficace que ce café qui semble si adapté et avec lequel nous achevons presque tous nos repas, en particulier les plus copieux. Ce qui compte avant tout, c'est de faire preuve d'un minimum de bon sens. Mieux manger, dans le calme et en mâchant bien ses aliments est fondamental. Et si ensuite vous buvez l'une des infusions de plantes dont vous trouverez les recettes ci-après, vous réussirez à mieux digérer et éviterez des symptômes gênants, tels que brûlures ou crampes d'estomac, gaz...

Infusion de marjolaine

Ingrédients

1 cuil. à café de marjolaine

1 cuil. à café de menthe

1 cuil. à café de thym

50 cl d'eau

Versez l'eau bouillante sur les plantes, couvrez et laissez infuser pendant quatre minutes. Filtrez et sucrez la tisane à votre convenance. Vous pouvez en boire une petite tasse après chaque repas.

Mode de vie actuel et digestions difficiles

Rien de surprenant à ce que les troubles digestifs soient aujourd'hui à l'ordre du jour. Nous mangeons trop et trop vite, en prenant à peine le temps de mâcher nos aliments. À cela s'ajoute le fait que nous ne bougeons pas autant qu'il le faudrait pour bien digérer. Tous ceux qui travaillent assis, pour donner un premier exemple – étudiants, employés de bureau, chauffeurs de taxi – ne devraient pas trop manger, car dans cette position, le système digestif ne fonctionne pas bien. C'est la raison pour laquelle ils souffrent souvent de ce terrible mal qu'est la constipation et de ses inévitables compagnes, les hémorroïdes. Je me permets donc d'insister : la digestion commence par une bonne mastication. Bien mâcher permet de diminuer de moitié l'énergie dépensée par le système digestif. Si les aliments légers et bien hachés restent moins longtemps dans l'estomac que ceux qui sont riches en graisses et en protéines d'origine animale, la première chose à faire reste de bien mâcher ses aliments et d'augmenter sa consommation de crudités, de pain complet, de fruits et de légumes.

Par ailleurs, il existe une relation indéniable entre le système nerveux central et l'appareil digestif chez tous les mammifères, et en particulier chez l'homme. Le stress, la dépression et l'anxiété s'accompagnent toujours de troubles digestifs, qu'il s'agisse de maux d'estomac, de spasmes intestinaux, de nausées, de météorisme ou de constipation. Les symptômes peuvent être très variés, mais ils sont toujours associés à de la fatigue.

Tous ceux qui ont déjà pratiqué un court jeûne savent que notre organisme consacre d'énormes quantités d'énergie au fonctionnement de l'appareil digestif. Nous savons tous également d'expérience qu'une personne qui digère bien sera de bonne humeur, dans un meilleur état d'esprit et bien mieux disposée qu'une personne qui éprouve des difficultés dans ce domaine. Ce n'est pas tâche facile que de digérer un déjeuner ou un dîner, alors qu'on est assailli par les soucis ou que l'on a eu une épuisante journée de travail. Lorsque le système digestif d'une personne est surchargé, d'autres symptômes ne tardent pas à apparaître : diarrhée ou constipation, manque d'appétit, baisse de la concentration, voire insomnie. Et dans ce domaine, les tisanes de plantes médicinales sont plus efficaces que les produits pharmaceutiques. Il est évident que vous aiderez votre système digestif à mieux fonctionner en prenant l'habitude de boire une tisane digestive après vos repas. Une fois de plus, je précise que les plantes que mère Nature nous offre n'entraînent aucune dépendance : on peut en boire pendant des années et profiter, à chaque fois qu'on en a besoin, de tous leurs effets bienfaisants.

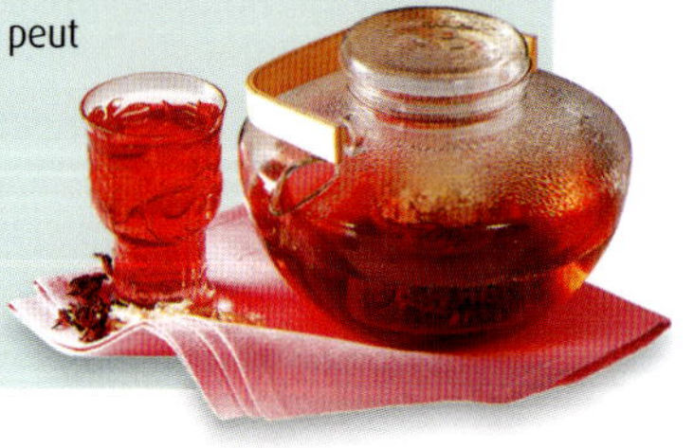

Infusion de sauge

Ingrédients

2 feuilles de sauge

1/2 cuil. à café de zeste de citron

25 cl d'eau

Immergez la sauge et le zeste de citron dans l'eau bouillante après avoir éteint le feu. Couvrez et laissez infuser pendant trois à quatre minutes. Filtrez et sucrez à votre convenance. Vous pouvez boire cette tisane après les repas principaux.

Infusion de coriandre

Ingrédients

3 à 5 g de grains de coriandre

1 cuil. à café de réglisse

25 cl d'eau

Versez l'eau sur les ingrédients, puis couvrez et laissez reposer pendant cinq minutes. Filtrez l'infusion ; vous pouvez en boire une petite tasse après vos principaux repas.
La réglisse adoucira discrètement le goût de cette tisane.
Si vous faites, en revanche, une décoction, la réglisse aura un effet contraire en donnant à votre boisson une saveur amère.

Le saviez-vous ?

La coriandre (*Coriandrum sativum*) est un ingrédient fréquemment utilisé dans l'art culinaire. Dans divers pays, on élabore des aliments avec ses fruits (des grains) : pain, fromage, bière, tarte, etc. Elle sert également à la fabrication de toniques et d'apéritifs tels que les liqueurs Bénédictine, Chartreuse ou Carmélite.

Infusion d'anis étoilé

Ingrédients

1 g d'anis étoilé (fruits entiers ou en morceaux)

25 cl d'eau

Ajoutez l'anis à l'eau bouillante, laissez reposer cinq minutes et filtrez. Buvez une tasse de cette tisane après vos principaux repas.

À noter

L'huile essentielle d'anis étoilé, et en particulier l'anéthol, est d'une grande efficacité dans le traitement des digestions difficiles associées à de l'aérophagie ou des flatulences.

Infusion de thym

Ingrédients

1/2 cuil. à café de thym

4 à 5 feuilles de menthe

6 pétales de rose

25 cl d'eau

Faites bouillir l'eau, puis versez-la sur les ingrédients indiqués et laissez infuser pendant deux à trois minutes. Buvez une petite tasse de cette tisane à la fin de vos principaux repas.

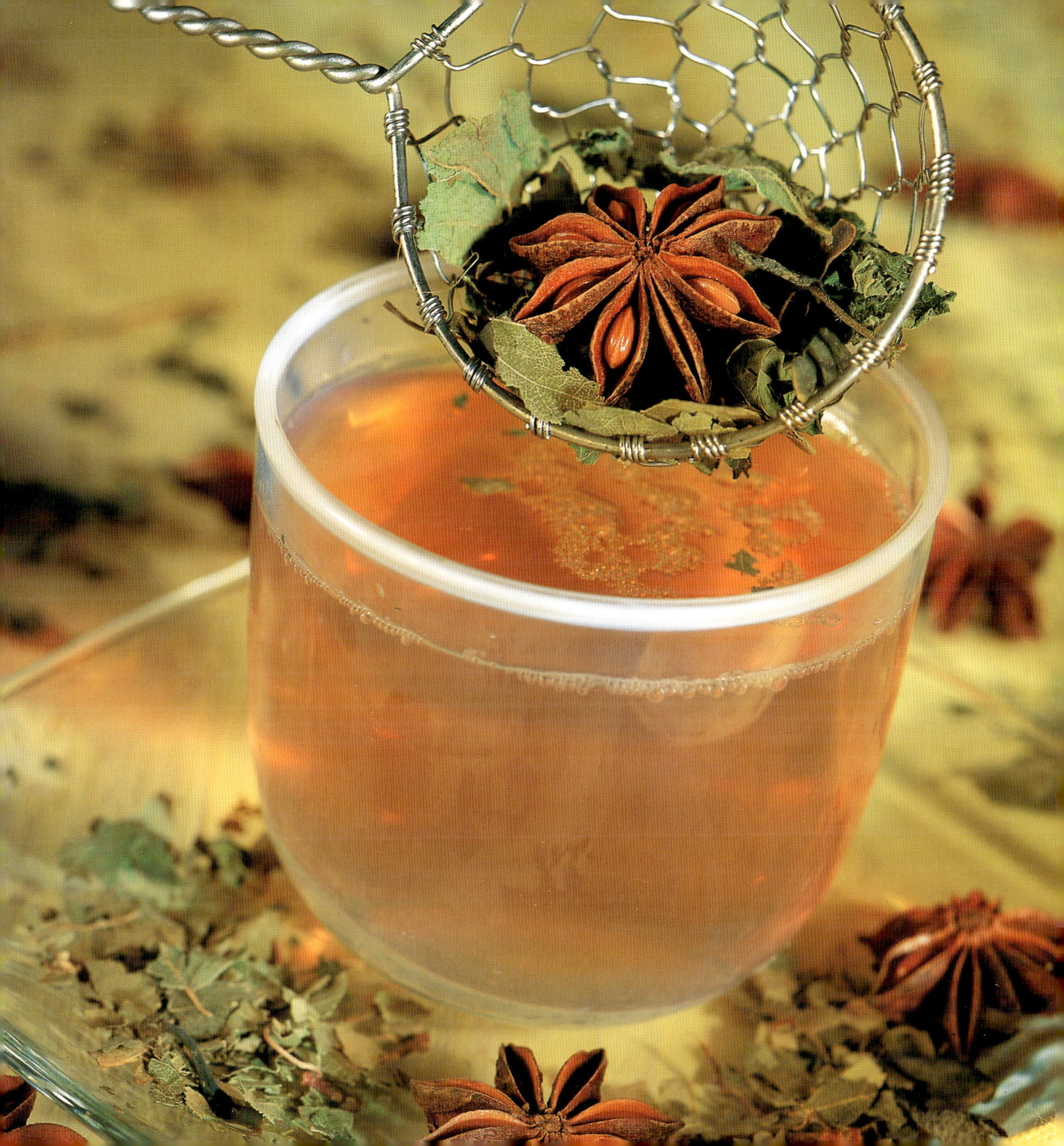

Infusion de menthe pouliot

Ingrédients

1/2 cuil. à café de menthe pouliot

1/2 cuil. à café de camomille

1 pincée d'origan

1 pincée de marjolaine

1 pincée de graines de cumin

25 cl d'eau

Préparez l'infusion suivant le processus habituel, en la laissant reposer trois minutes au minimum. Ensuite, filtrez et sucrez à votre goût. Selon certains, cette boisson fait des miracles contre les maux d'estomac et le météorisme (accumulation de gaz dans le tractus digestif). Si vous y ajoutez une feuille (pas plus) de rue officinale, elle soulage aussi la dysménorrhée (menstruations douloureuses).

Infusion de tilleul

Ingrédients

1/2 cuil. à café de fleurs de tilleul

4 feuilles de menthe

1/2 cuil. à café de fleurs de camomille

25 cl d'eau

Faites bouillir l'eau, puis versez-la sur les ingrédients indiqués et laissez infuser pendant cinq minutes à couvert. Filtrez et sucrez la tisane avec du sucre de canne.

Cette boisson est idéale après le dîner, car en plus d'être digestive, elle détend. Tous ceux qui excitent leur organisme avec une tasse de café, et qui ne parviennent pas à dormir, recouvreront leur calme avec une tasse d'infusion de tilleul aux effets sédatif et apaisant – si tant est que les fleurs utilisées ont été bien conservées (à l'abri de l'air et de la lumière).

Infusion de girofle

Ingrédients

2 clous de girofle

1 morceau de zeste d'orange

25 cl d'eau

Introduisez les ingrédients dans l'eau dès que celle-ci a bouilli. Couvrez et laissez reposer pendant cinq à six minutes.

Cette excellente tisane aromatique se boit en général en fin de repas. Utilisez le zeste d'un citron si vous le préférez à celui de l'orange.

Le saviez-vous ?

Le clou de girofle est un bouton floral sec de giroflier. Il a la forme bien connue d'un petit clou. Sa tête ronde est formée par les pétales encore soudés et est entourée de quatre pointes correspondant aux divisions du calice. De couleur brun foncé, il exhale une odeur très aromatique et agréable, et a une saveur douce, âcre et relevée à la fois.

Le giroflier (*Caryophyllus aromaticus*) est un arbre tropical de la famille des myrtacées (comme l'eucalyptus, le poivre ou le cajeput), d'environ 6 mètres de haut, de port pyramidal, à feuilles opposées, ovales, entières, lisses et coriaces. Ses fleurs rosées sont regroupées en corymbes et sont dotées de calices rouge foncé à quatre divisions. Ses fruits sont des drupes semblables à des cerises, au pépin noir, aromatique et gommeux.

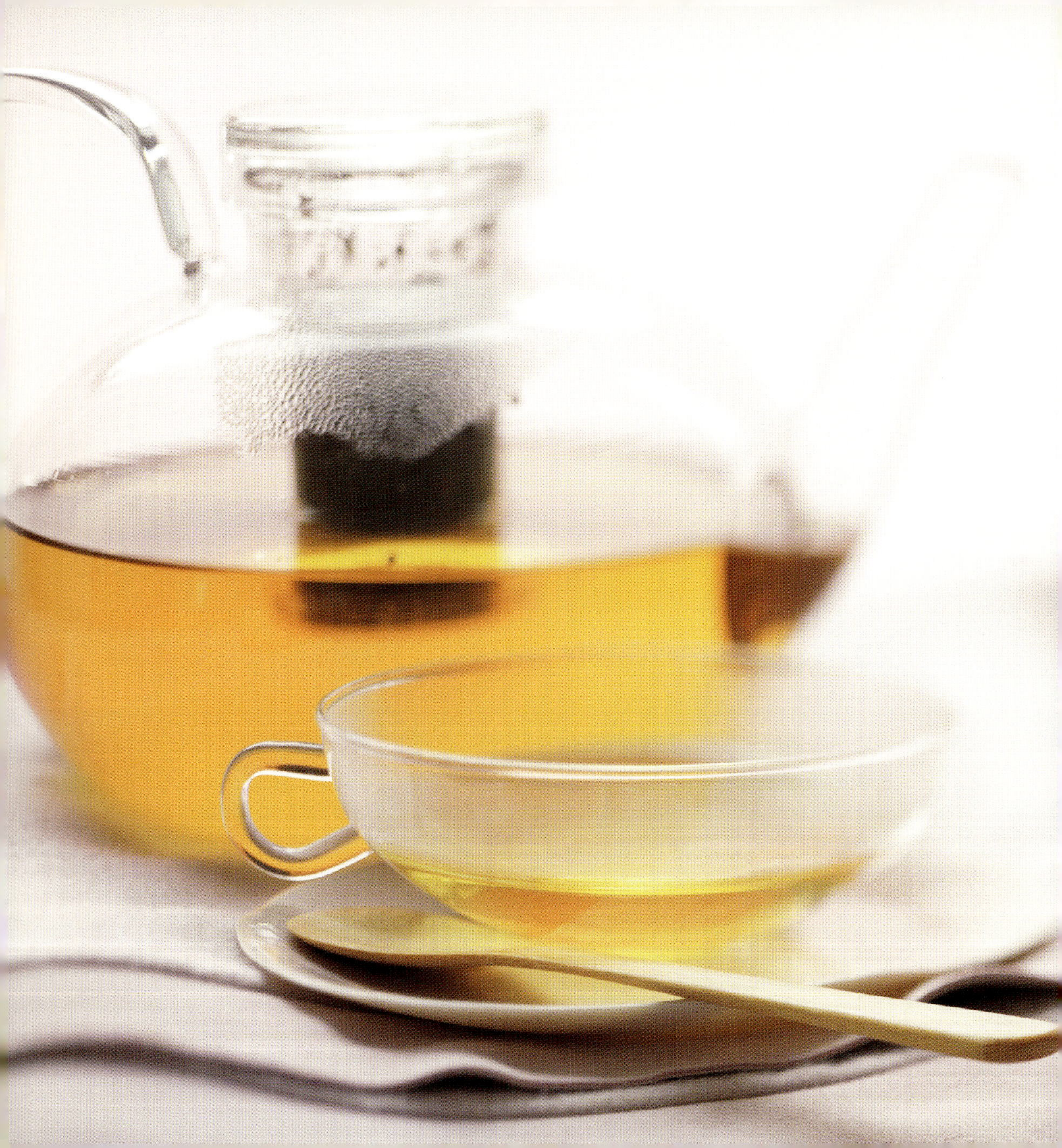

Infusion de gattilier

Ingrédients

1 cuil. à soupe de feuilles de gattilier

5 feuilles de menthe

25 cl d'eau

Faites bouillir l'eau et versez-la sur les ingrédients indiqués, puis laissez infuser pendant deux à trois minutes. Filtrez et sucrez avec du miel. Buvez une petite tasse de cette boisson à la fin des repas principaux.

Le saviez-vous ?

Le gattilier (*Vitex agnus-castus*) présente des feuilles ressemblant un peu à celles de la verveine citronnelle, qui ont des propriétés apéritives, antispasmodiques et carminatives.

Tisane de sauge obtenue par macération

Ingrédients

50 g de feuilles de sauge

2 g de zeste d'orange

1 l d'eau

Ajoutez les feuilles de sauge et le zeste d'orange à l'eau. Certains préféreront faire macérer leurs plantes dans un vin doux de Xérès ou autre. Laissez macérer durant huit jours au terme desquels vous passerez le liquide au travers d'un filtre en tissu. Conservez ensuite la tisane dans une bouteille opaque ou à l'abri de la lumière. Vous pouvez en boire un demi-verre à la fin de chaque repas.

Infusion de pissenlit

Ingrédients

1 cuil. à café de pissenlit (*Taraxacum officinale*)

25 cl d'eau

Mettez la plante dans votre tasse d'eau bouillante. Laissez infuser pendant dix minutes et filtrez. Buvez trois tasses de cette tisane par jour, une demi-heure avant chaque repas.

Ce véritable remède au pissenlit n'améliore pas seulement la digestion, mais aide aussi à la détoxication générale de l'organisme.

Autre infusion de pissenlit

Ingrédients

1/2 cuil. à café de pissenlit

1/2 cuil. à café de feuilles de framboisier

1 morceau de zeste d'orange

25 cl d'eau

Versez l'eau bouillante sur les ingrédients, couvrez et laissez reposer pendant quatre à cinq minutes. Filtrez et sucrez à votre convenance. Vous pouvez boire cette tisane en fin de repas.

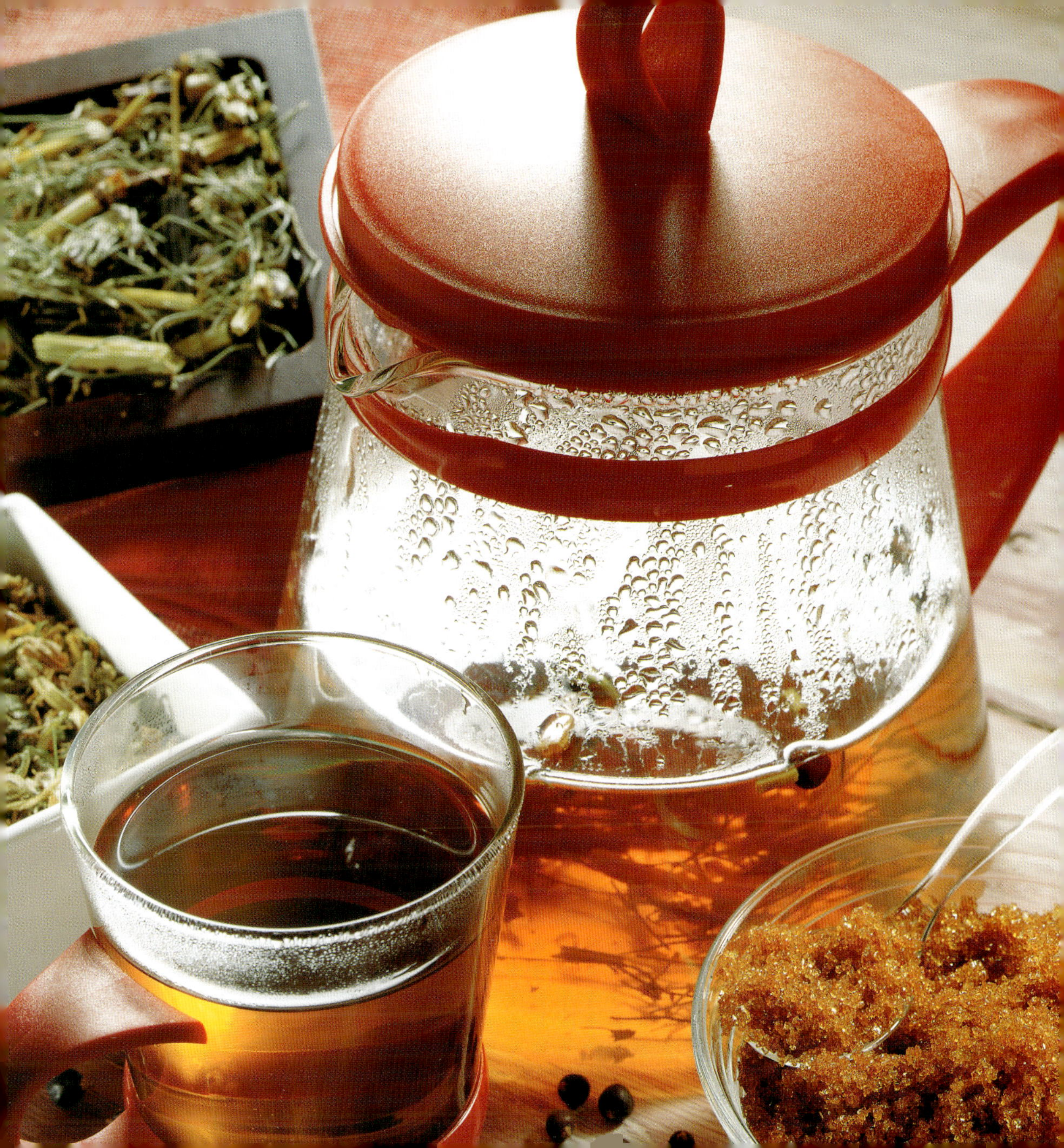

Infusion de menthe et d'orange

Ingrédients

4 à 5 feuilles de menthe

1 feuille de sauge

1/2 cuil. à café de zeste d'orange

25 cl d'eau

Versez l'eau bouillante sur les ingrédients, couvrez et laissez infuser pendant trois minutes. Vous obtiendrez une tisane à l'arôme doux, qu'il ne sera pas nécessaire de sucrer. Vous pouvez en boire une petite tasse en fin de repas.

Infusion de mélisse

Ingrédients

1 pincée de feuilles de mélisse

1 pincée de fruits d'anis pulvérisés

25 cl d'eau

Faites bouillir l'eau et versez-la sur les ingrédients, puis laissez infuser à couvert pendant quatre à cinq minutes. Filtrez et sucrez à votre goût.

Le saviez-vous ?

La mélisse s'utilise fraîche et en infusion, car l'essence très précieuse qu'elle renferme se volatilise dès que la plante sèche ou cuit.

Infusion de centaurée

Ingrédients

1 cuil. à café de parties sèches de petite centaurée

1/4 de l d'eau

Préparez une infusion (ou une décoction). Vous pourrez la boire à jeun ou le soir. Elle a un effet apéritif, digestif et carminatif.

Infusion de cataire

Ingrédients

1 pincée de cataire

1 feuille de sauge

1/2 cuil. à café de zeste de citron

25 cl d'eau

Lorsque l'eau est sur le point de bouillir, éteignez le feu et versez les ingrédients. Couvrez pendant trois à quatre minutes, filtrez et sucrez à votre convenance. Vous pouvez boire une petite tasse de cette tisane après le déjeuner ou mieux, après le dîner, puisque la cataire a aussi des propriétés relaxantes qui favorisent le repos.

Le saviez-vous ?

La cataire (*Nepeta cataria*) est aussi appelée herbe-aux-chats et ce, dans de nombreux pays – *cat mint* en anglais, *Katzenminze* en allemand, *menta de gato* en espagnol, etc., car les chats qui la reniflent ne peuvent s'empêcher de se frotter contre elle ; ils la mordent, la cueillent, la lâchent, urinent dessus et, parfois, essaient de se reproduire avec elle... Le goût de la cataire rappelle celui de la menthe en plus fort ; il faut donc y avoir recours en petites quantités.

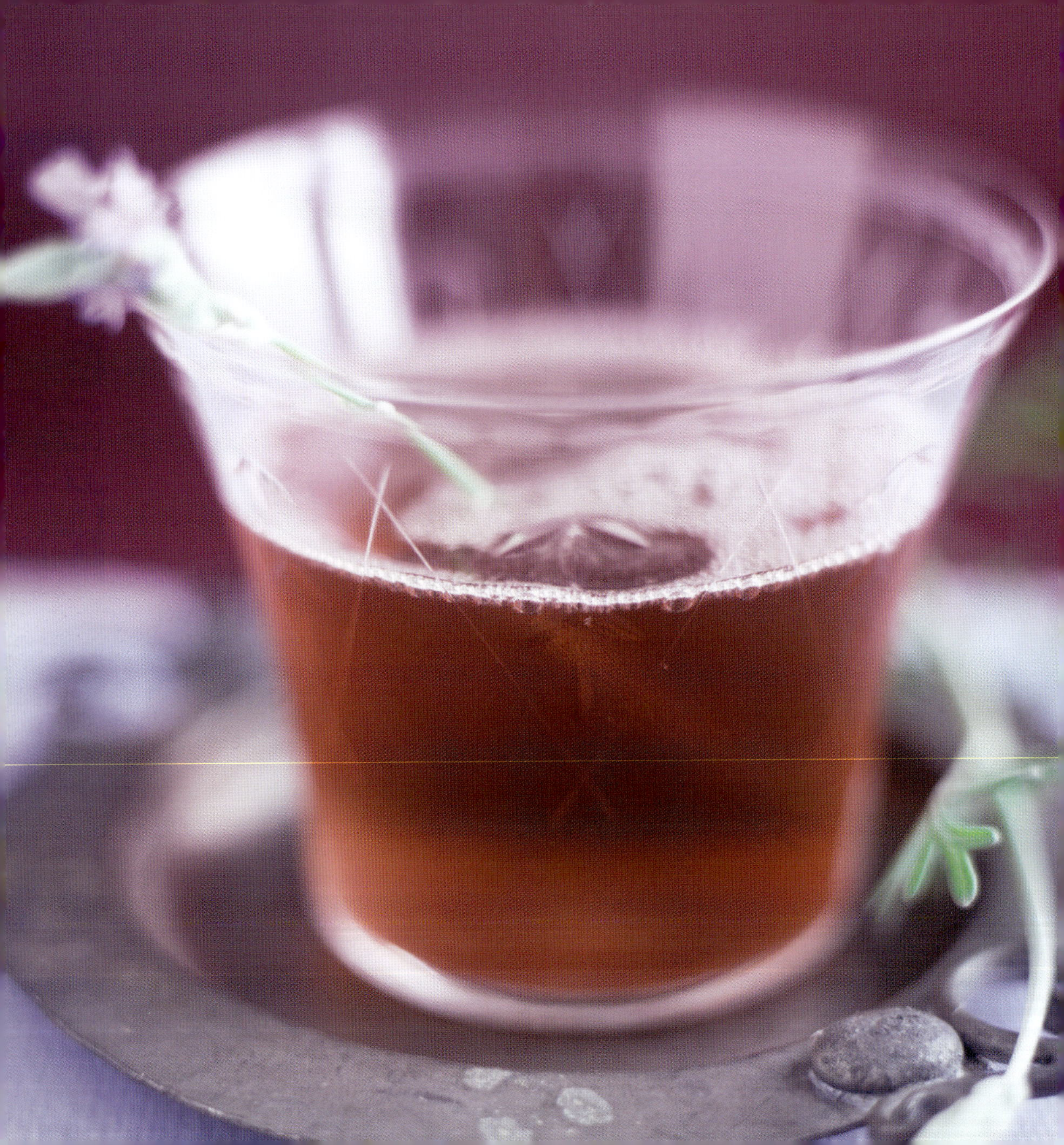

Infusion de lavande

Ingrédients

1 cuil. à soupe de fleurs de lavande

1/2 cuil. à café de graines de fenouil

1/2 cuil. à café de graines d'anis

25 cl d'eau

Quand l'eau bout, ajoutez les ingrédients. Couvrez et laissez reposer pendant quatre minutes. Filtrez ensuite l'infusion ou laissez-la tout simplement décanter. Vous pouvez en boire une petite tasse à la fin des repas pour profiter de ses propriétés digestives, stimulantes et carminatives (favorisant l'expulsion des gaz).

Infusion de houblon

Ingrédients

10 g de houblon

1 pincée de centaurée

5 feuilles de menthe

25 cl d'eau

Mélangez bien toutes les plantes indiquées, puis versez-en une cuillerée à café dans une tasse d'eau bouillante. Couvrez et laissez infuser pendant cinq minutes. Filtrez et sucrez avec un peu de miel. Buvez une petite tasse de cette tisane après le dîner.

Le saviez-vous ?

Le houblon (*Humulus lupulus*) est la plante qui donne sa douce saveur amère ainsi que son odeur caractéristique à la bière, tout en en facilitant la conservation. Il a des effets diurétiques, sédatifs et hypnotiques. À petites doses, c'est un tonique amer qui fortifie l'estomac.

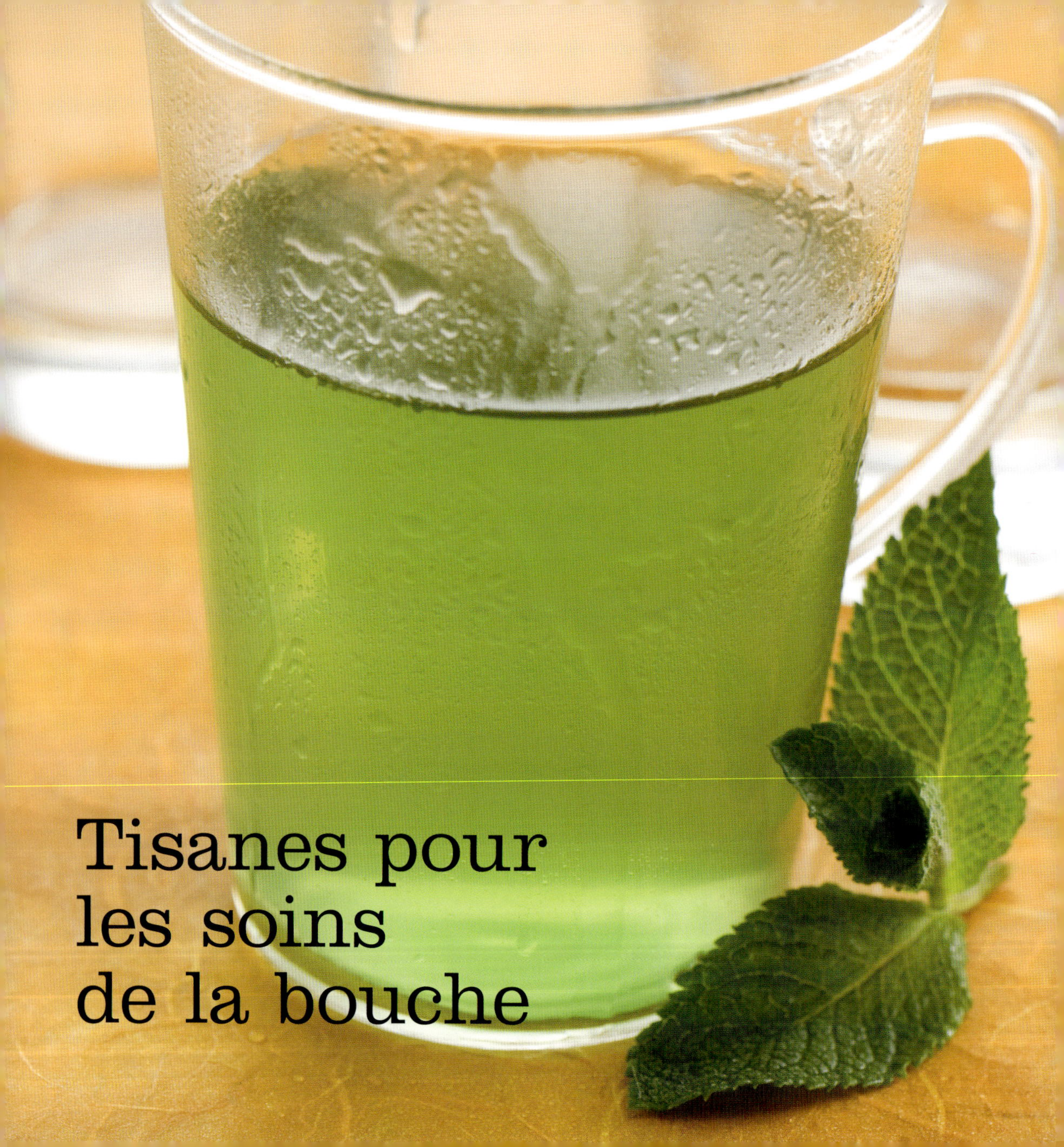

Tisanes pour les soins de la bouche

Infusion de menthe

Ingrédients

1 cuil. à café de feuilles de menthe

25 cl d'eau

Faites bouillir l'eau et immergez les feuilles de menthe. Laissez reposer pendant dix minutes. Lorsque la tisane sera tiède, vous pourrez l'utiliser pour faire des bains de bouche.

Ce remède élimine la mauvaise haleine, décongestionne les gencives et favorise la circulation sanguine dans celles-ci.

Infusion d'ortie

Ingrédients

10 g de feuilles d'ortie

25 cl d'eau

Faites bouillir l'eau, éteignez le feu et ajoutez les feuilles d'ortie. Couvrez et laissez infuser pendant cinq minutes. Filtrez la tisane obtenue.

Utilisez cette infusion deux à trois fois par jour pour faire un bain de bouche quand vos gencives sont enflammées.

Infusion de sauge

Ingrédients

1/2 cuil. à café de feuilles de sauge

1 cuil. à café de raisins de Corinthe

1 pincée de cannelle

25 cl d'eau

Faites bouillir l'eau, éteignez le feu et ajoutez la sauge, la cannelle et les raisins. Couvrez et laissez infuser pendant vingt minutes. Filtrez la tisane obtenue et utilisez-la pour faire des gargarismes antiseptiques de la bouche.

Infusion d'anis

Ingrédients

1/2 cuil. à café de graines d'anis

1/2 cuil. à café de graines de fenouil

1/2 cuil. à café de feuilles de menthe

25 cl d'eau

Versez les graines d'anis et de fenouil dans l'eau bouillante et faites cuire à feu doux encore quelques secondes. Ajoutez les feuilles de menthe, éteignez le feu et couvrez pour laisser reposer pendant une dizaine de minutes. Filtrez la tisane avant de l'utiliser plusieurs fois par jour pour faire des bains de bouche et éliminer la mauvaise haleine.

Décoction de basilic

Ingrédients

1 cuil. à soupe de feuilles fraîches de basilic

25 cl d'eau

Lorsque l'eau bout, immergez les feuilles de basilic. Laissez bouillir cinq minutes de plus, couvrez et éteignez le feu. Laissez reposer pendant cinq autres minutes. Filtrez en pressant légèrement les plantes. Lorsque la décoction aura atteint la température ambiante, vous pourrez l'utiliser. Elle est efficace en cas de conjonctivite et pour faire des lavements de la bouche.

Décoction d'origan

Ingrédients

2 cuil. à soupe d'origan

2 cuil. à soupe de marjolaine

1 l d'eau

Faites bouillir l'eau, ajoutez les plantes et maintenez l'ébullition pendant cinq minutes. Couvrez et laissez reposer durant cinq autres minutes. Filtrez à l'aide d'une passoire.

Tous les matins, faites un bain de bouche avec cette décoction qui prévient les infections de la cavité buccale.

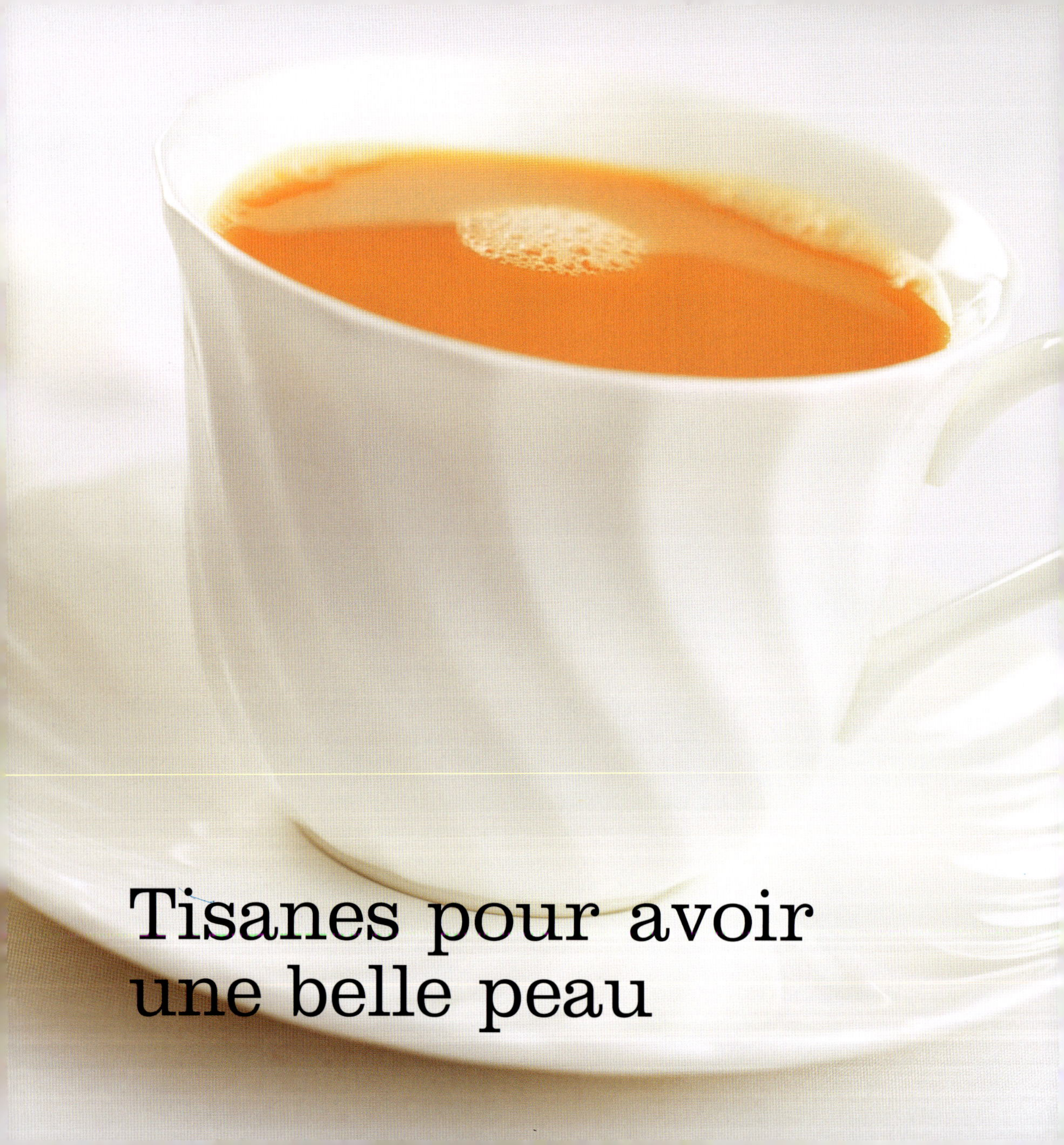

Tisanes pour avoir une belle peau

Tisane purificatrice de bourrache officinale

Ingrédients

1 cuil. à café de bourrache

25 cl d'eau

Versez l'eau bouillante sur la plante et laissez reposer pendant dix minutes avant de filtrer. Buvez trois tasses par jour de cette tisane, mais n'oubliez pas qu'il est recommandé de ne pas l'utiliser pendant une période prolongée.
Les masques d'application externe, élaborés avec cette infusion, hydrateront et adouciront la peau. Autre utilisation, à la fois efficace et très plaisante : un bain agrémenté de plusieurs litres de cette tisane.

Attention, il ne faut pas absorber de tisane de bourrache par voie orale pendant la grossesse et l'allaitement, ni en cas d'insuffisance hépatique.

Infusion de souci

Ingrédients

1 cuil. à café de fleurs de souci

25 cl d'eau

Faites bouillir l'eau et ajoutez les fleurs. Laissez reposer pendant dix minutes et filtrez. Une fois que la tisane sera tiède, vous pourrez l'appliquer sous forme de compresses.

Eau d'avoine

Ingrédients

2 cuil. à soupe de grains d'avoine

1 l d'eau

Ce remède se compose de la décoction de deux cuillerées à soupe de grains d'avoine dans un litre d'eau. Faites bouillir pendant cinq minutes, puis filtrez. Vous pouvez adoucir cette boisson avec du miel et en consommer tout au long de la journée. Elle a un effet équilibrant et tonifiant sur le système nerveux.

Cette même décoction peut servir à préparer un bain qui, en plus d'adoucir et d'hydrater la peau, détend les nerfs.

Le saviez-vous ?

Le plus souvent, on consomme l'avoine sous forme de flocons accompagnés de lait ou de yaourt, ou en tant qu'ingrédient dans des mueslis ou autres mets préparés. Ces flocons d'avoine, comme le son d'avoine, peuvent servir à la préparation des infusions médicinales. Vous trouverez aussi de l'avoine dans certaines préparations sédatives ou reconstituantes, et en particulier dans les cosmétiques tels que les gels de douches et les crèmes pour le corps destinés au soin des peaux sèches et délicates.

Tisane de bardane

Ingrédients

1 cuil. à café de racine de bardane

25 cl d'eau

Faites bouillir la plante dans l'eau pendant dix minutes et laissez reposer durant cinq minutes. Filtrez à l'aide d'une passoire et ajoutez du miel ou du sucre si vous le désirez. Buvez une tasse de cette boisson toutes les huit heures, pendant la durée de l'infection dont vous souffrez. Pour renforcer l'effet de ce remède, vous pouvez appliquer des compresses imbibées de la même décoction sur la zone affectée de votre peau pendant quinze minutes, deux fois par jour.

Tisane d'ortie, bardane et pensée pour le traitement de l'acné

Ingrédients

Ortie, pensée et racine de bardane

25 cl d'eau

Mélangez à parts égales ortie, pensée et racine de bardane. Versez une cuillerée à café bien pleine de ce mélange dans une tasse que vous remplirez d'eau bouillante. Laissez reposer durant dix minutes et filtrez. Buvez une tasse de cette tisane toutes les huit heures. Elle favorise efficacement l'élimination des toxines qui aggravent l'état de la peau.

Évitez d'absorber cette tisane par voie orale durant la grossesse et l'allaitement.

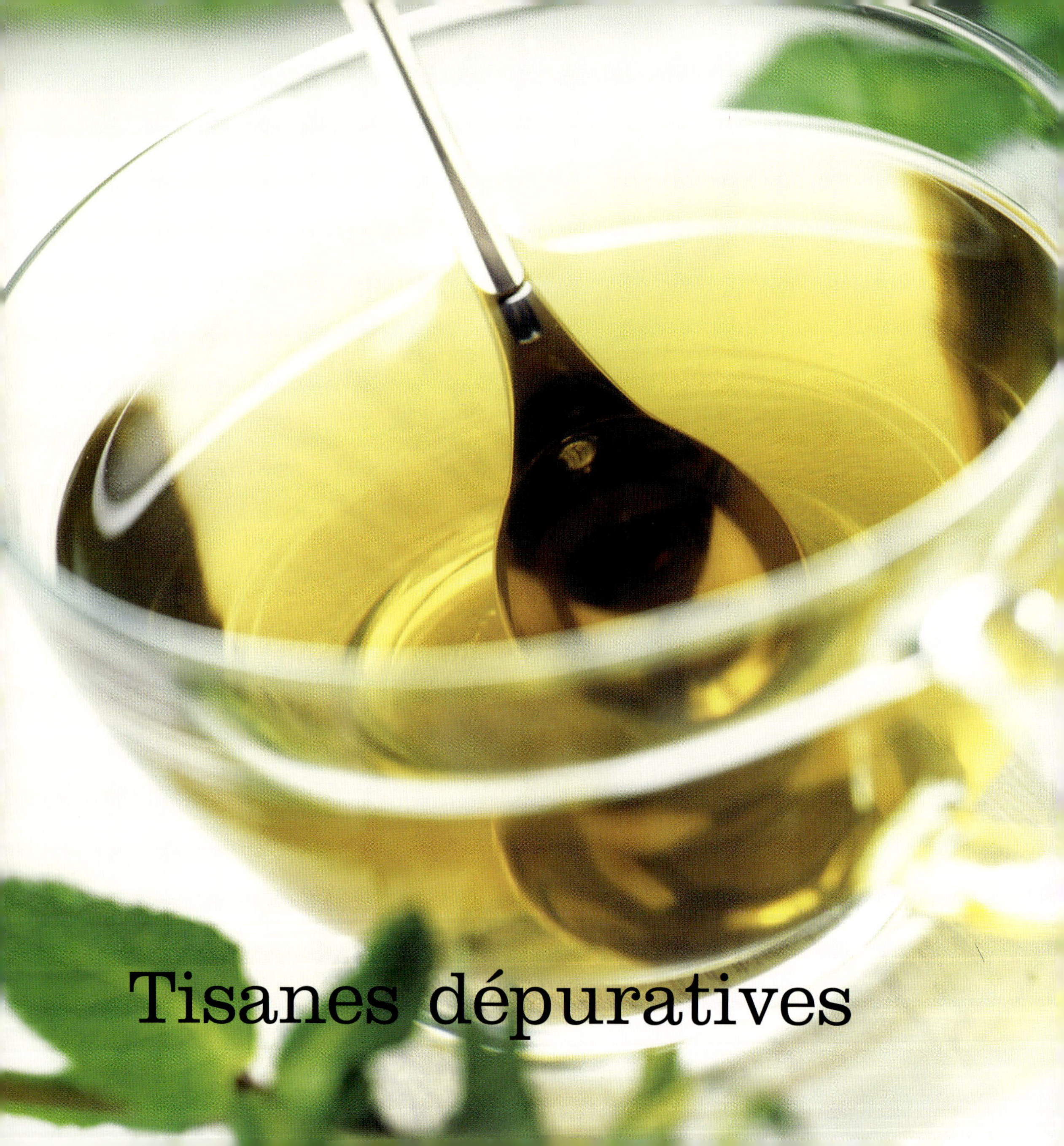

Tisanes dépuratives

La détoxication est le processus par lequel l'organisme évacue les substances nocives ou inutiles qu'il renferme.

Autrefois, on qualifiait de dépurative toute substance capable de « purifier les humeurs » et, en particulier, le sang. Évidemment, pour conseiller tel ou tel produit, médecins, rebouteux, guérisseurs et autres experts ne s'inspiraient alors que de leur propre expérience.

Cela dit, même si aujourd'hui la recherche médicale a progressé au-delà de tout ce qu'on aurait pu imaginer, des concepts de médecine naturelle traditionnelle tels que la cure de détoxication font toujours partie de l'actualité thérapeutique. Suivre une cure dépurative de printemps en ne se nourrissant pendant une semaine que de salades et de céréales complètes, de fruits et de tisanes apporte une paix intérieure indescriptible ; c'est une expérience très agréable.

Les infusions dépuratives ont regagné leurs lettres de noblesse, même si le terme est un peu trop générique et recouvre des boissons très différentes, capables d'aider à l'élimination d'un excès de graisse du corps, comme d'un excès d'acide urique dans le sang. Vous trouverez dans les pages suivantes quelques exemples de tisanes dépuratives, idéales au printemps ou à boire dès que vous sentez que votre organisme manque d'énergie.

Infusion de cresson de fontaine

Ingrédients

20 g de cresson de fontaine

5 g de cerfeuil

5 g de feuilles de bourrache

1 l d'eau

Lorsque l'eau bout, éteignez le feu et immergez les plantes. Couvrez et laissez infuser jusqu'à ce que l'eau atteigne la température ambiante. Filtrez et sucrez. Buvez deux à trois petites tasses de cette tisane par jour pendant une semaine (voir la photographie page 96).

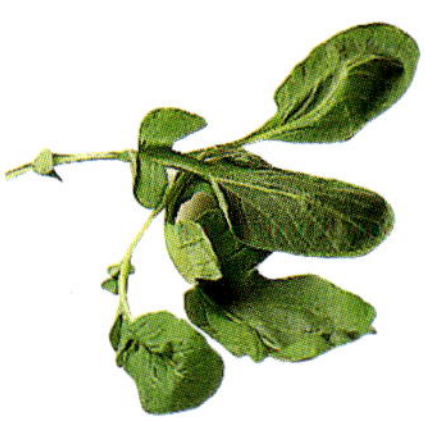

À noter

Le cresson de fontaine (*Nasturtium officinale*) croît sur les berges des ruisseaux, mais attention à ne pas en récolter au bord d'eaux contaminées. Aujourd'hui, on peut acheter de jeunes pousses en barquettes dans les magasins d'alimentation : c'est délicieux en salade. Ces pousses renferment une grande quantité de vitamines C, A, D et E. Malheureusement, une fois séchée, la plante perd beaucoup de ses propriétés.

Infusion mixte de salsepareille

Ingrédients

1,5 cuil. à café de racine de salsepareille

1/2 cuil. à café de prêle

1/2 cuil. à café de racine de réglisse

1 l d'eau

Faites bouillir l'eau. Mélangez les plantes, puis versez-en une cuillerée à café dans l'eau. Couvrez et laissez reposer de six à huit minutes. Filtrez avec soin et sucrez avec un peu de sucre brun ou de miel. Vous pouvez boire une tasse de cette tisane le matin et une autre après le déjeuner.

Le saviez-vous ?

Autrefois, on attribuait à la salsepareille (*Smilax aspera*) beaucoup plus de vertus qu'aujourd'hui. On l'a même consommée dans l'espoir de soigner la syphilis, que ce soit la salsepareille d'Europe ou celle d'Amérique (*S. medica, S. aristolochiaefolia*). Cela dit, on reconnaît aujourd'hui que la racine de cette plante stimule l'élimination de l'urée et de l'acide urique, et qu'elle est utile en cas de rhumatismes, de goutte et de calculs rénaux, de même que pour éliminer les toxines associées à tous les types de maladies.

Infusion de pissenlit

Ingrédients

10 g de racine de pissenlit

10 g de feuilles de bourrache

1/2 l d'eau

Faites bouillir l'eau, puis versez-la sur les plantes indiquées. Couvrez et laissez infuser pendant cinq minutes. Filtrez et sucrez à votre goût. Vous pouvez boire une tasse de cette tisane tous les matins.

Recette

Les feuilles de bourrache peuvent aussi se consommer enrobées de pâte à frire et frites. Aux Baléares, on prépare ces pets-de-nonne ainsi : mélangez des œufs battus avec un peu de farine de blé ordinaire, puis badigeonnez les feuilles avec la pâte obtenue. Il ne reste plus qu'à les faire frire dans une poêle d'huile bien chaude. L'air retenu par les feuilles reste alors prisonnier des beignets. Saupoudrez de sucre et de cannelle à votre goût.

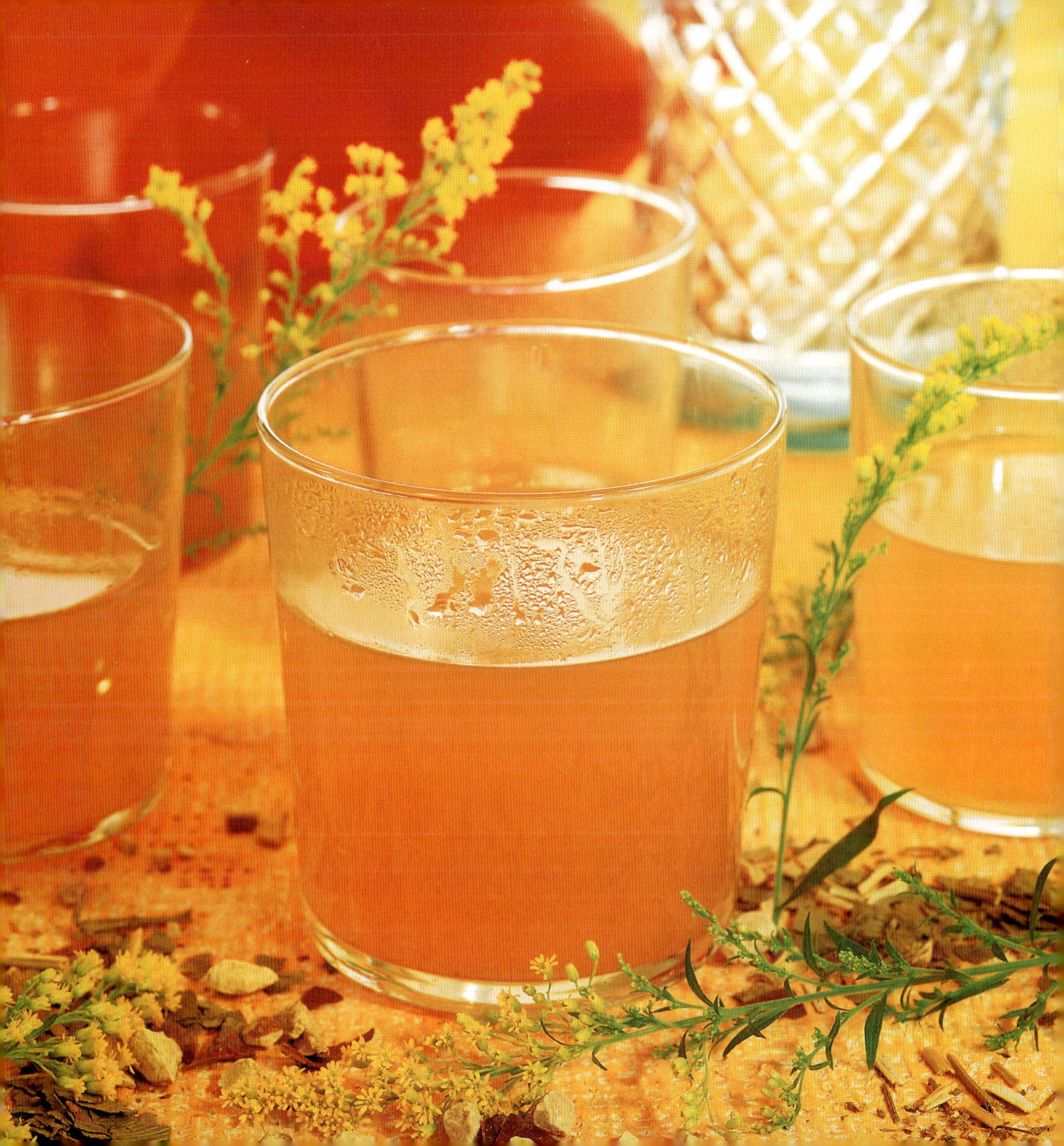

Infusion d'artichaut

Ingrédients

1 cuil. à café de feuilles d'artichaut

1/2 cuil. à café de racine de bardane

1/2 cuil. à café de pissenlit

1/2 cuil. à café de réglisse

25 cl d'eau

Faites bouillir l'eau et ajoutez la réglisse hachée en morceaux menus. Laissez cuire pendant quelques secondes et ajoutez le reste des plantes indiquées. Éteignez le feu, couvrez, laissez infuser pendant trois minutes et filtrez. Vous pouvez boire une petite tasse de cette infusion en milieu de matinée et une autre en milieu d'après-midi.

Le saviez-vous ?

Les feuilles d'artichaut (*Cynara scolymus*) donnent un goût légèrement amer aux tisanes. Elles stimulent la fonction hépatique en général, ainsi que la fonction biliaire, et ont un effet hypoglycémiant – c'est-à-dire qu'elles diminuent la concentration de sucre dans le sang – une propriété dont les diabétiques doivent tenir compte, car, sans précaution, l'absorption de cette infusion peut leur faire développer les symptômes provoqués par une légère hypoglycémie (transpiration, tremblements, etc.).

Infusion de noisetier

Ingrédients

15 g de feuilles de noisetier

1 cuil. à café de baies de genévrier

1/2 l d'eau

Faites bouillir l'eau, éteignez le feu, puis immergez les feuilles de noisetier et les baies de genévrier. Couvrez le récipient et laissez infuser pendant quelques minutes. Filtrez cette infusion avec soin et sucrez à votre goût. Vous pouvez en boire une à deux tasses par jour.

Infusion de reine-des-prés

Ingrédients

1 cuil. à café de reine-des-prés

Quelques feuilles de laitue

25 cl d'eau

Versez l'eau bouillante sur les plantes, couvrez et laissez infuser jusqu'à ce qu'elle soit tiède. Filtrez et sucrez à votre goût, si possible avec du miel de tilleul, lequel aide à trouver le sommeil. Buvez une petite tasse de cette tisane le soir, au coucher.

Infusion de fumeterre

Ingrédients

1/2 cuil. à café de fleurs de fumeterre

1 pincée de bardane

1 feuille de sauge

25 cl d'eau

Faites bouillir l'eau, puis immergez immédiatement les plantes. Couvrez et laissez infuser pendant trois à quatre minutes. Filtrez avec une passoire. Buvez une tasse de cette tisane le matin, à jeun.

Infusion d'achillée millefeuille

Ingrédients

1 cuil. à café d'achillée millefeuille

1 pincée de romarin

1 pincée d'origan

25 cl d'eau

Faites chauffer l'eau dans une marmite, si possible émaillée. Au premier bouillon, ajoutez les plantes et éteignez le feu. Couvrez et laissez infuser pendant trois minutes. Filtrez avec soin et sucrez avec du miel. Vous pouvez boire deux à trois tasses de cette tisane par jour.

Le saviez-vous ?

L'achillée millefeuille est connue pour son action tonifiante et légèrement astringente. Elle est souvent utilisée dans les tisanes en traitement des hémorroïdes.

Infusion de sauge et romarin

Ingrédients

1/2 cuil. à café de sauge

1/2 cuil. à café de romarin

25 cl d'eau

Faites chauffer l'eau et éteignez le feu au premier bouillon. Immergez la sauge et le romarin, couvrez et laissez reposer pendant deux à trois minutes. Filtrez et sucrez à votre goût. Buvez une tasse de cette tisane avant le déjeuner.

Infusion de thym

Ingrédients

1 cuil. à café de thym

3 feuilles de menthe

25 cl d'eau

Faites bouillir l'eau et ajoutez les plantes avant de couvrir. Laissez infuser deux à trois minutes. Passez avec soin au travers d'un filtre en tissu et sucrez avec du miel, si possible de romarin. Buvez une tasse de cette infusion le matin.

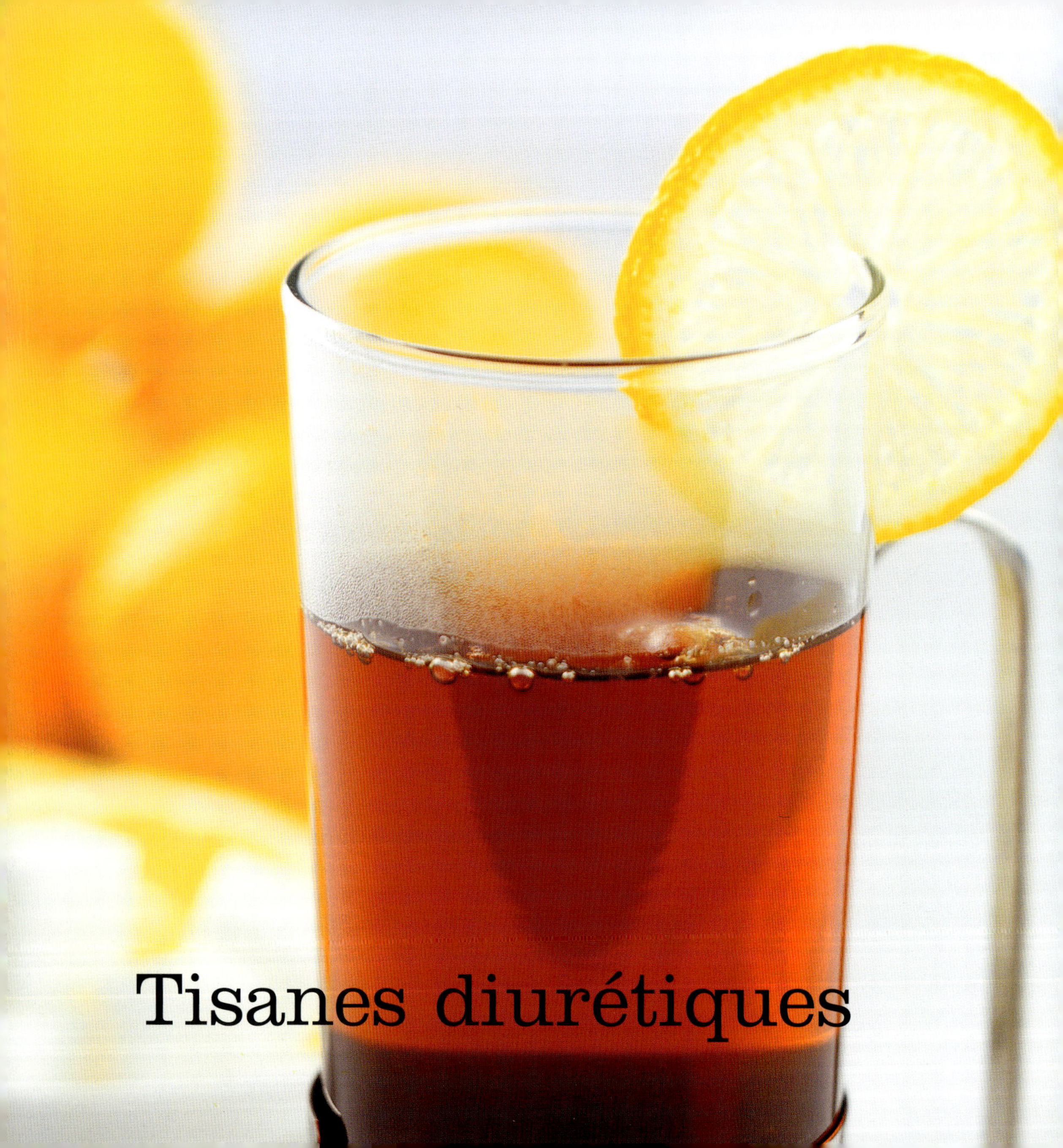

Tisanes diurétiques

La nature met à notre disposition une grande variété de plantes diurétiques. De la prêle aux barbes de maïs, les plantes diurétiques constituent l'un des plus grands groupes des plantes médicinales, avec celui des plantes astringentes ou celui des plantes vulnéraires et émollientes. Les plantes diurétiques sont celles que nous utilisons le plus en automédication et dont, malheureusement, nous abusons le plus. Quand nous avons la sensation de ne pas assez uriner, nous nous précipitons dans un magasin de produits diététiques pour y acheter des plantes susceptibles de favoriser la miction. C'est aussi le produit que choisissent, au printemps, et de leur propre initiative, beaucoup de femmes en surpoids qui se lancent dans une cure de plusieurs semaines (ou mois), dans l'espoir de perdre du poids.

Pourtant, il est clair que toute automédication est préjudiciable. Même pour prendre des plantes médicinales, il faut confronter ses désirs à l'opinion d'un médecin. Lorsqu'une personne perd une partie du liquide contenu dans son corps, elle perd évidemment du poids, mais cela la fatigue, car sa tension artérielle baisse. En outre, elle met en danger le délicat équilibre hydroélectrique de son organisme.

Prenez soin de vos reins

Si vous pensez que vous êtes atteint de troubles rénaux, l'automédication est à proscrire. Les reins font partie des organes les plus importants de notre corps, et une déficience de leur fonctionnement peut entraîner un danger de mort. Qui craint de souffrir d'un problème rénal doit donc, avant toute chose, consulter un médecin. Dès que ce dernier aura réalisé une analyse des antécédents médicaux, un examen complet et qu'il aura posé un diagnostic, on saura si un traitement diurétique est indiqué. On pourra alors le suivre sous le contrôle de ce même médecin. Alors, et alors seulement, il sera temps de choisir – en suivant les conseils de ce spécialiste – entre un médicament et une tisane de plantes médicinales, selon l'effet désiré.

Infusion de bugrane épineuse

Ingrédients

1 cuil. à soupe de racine de bugrane épineuse (*Onosis spinosa*)

25 cl d'eau

Faites bouillir l'eau et ajoutez immédiatement la racine de bugrane épineuse. Couvrez et laissez infuser pendant cinq minutes. Vous pouvez ajouter quelques feuilles de menthe, de verveine citronnelle, ou encore des graines d'anis ou de fenouil, pour aromatiser votre tisane.

Il est mieux de boire cette tisane froide, l'essentiel étant de ne pas la réchauffer, car elle pourrait perdre une partie de ses principes actifs.

Infusion de pissenlit et de prêle

Ingrédients

1,5 cuil. à café de feuilles et de racine de pissenlit

1 cuil. à café de prêle

1 cuil. à café de baies de genévrier

25 cl d'eau

Mélangez bien tous les ingrédients, prenez-en une cuillerée à café et versez l'eau bouillante par-dessus. Laissez reposer pendant cinq minutes à couvert, filtrez et sucrez à votre goût.

Infusion de bouleau

Ingrédients

2 cuil. à soupe de feuilles de bouleau

1 cuil. à café de prêle

1 cuil. à café de feuilles de mélisse

Quelques gouttes de citron

25 cl d'eau

Faites bouillir l'eau et ajoutez tous les ingrédients.
Éteignez le feu et couvrez. Laissez infuser durant trois minutes, puis passez l'infusion à la passoire et sucrez à votre goût.
Vous pouvez boire une tasse de cette tisane le matin, au lever, et une autre après le repas.

Le saviez-vous ?

Les feuilles de bouleau sont connues depuis l'Antiquité, non seulement pour leurs qualités diurétiques, mais aussi pour leur capacité à réduire le taux d'albumine dans les urines, et la tuméfaction (œdème) des pieds chez les malades cardiaques. Lorsque la tisane est tiède, il est recommandé d'y ajouter une demi-cuillerée à café de bicarbonate, car le principe actif du bouleau (l'acide bétulorétique) se dissout mieux dans une eau alcaline.

Infusion de cerises

Ingrédients

1,5 cuil. à café
de queues de cerises

1/2 cuil. à café
de racine
de chiendent
pied-de-poule

25 cl d'eau

Versez les ingrédients dans l'eau bouillante, laissez reposer dix minutes au minimum et filtrez l'infusion. La racine de chiendent pied-de-poule possède un goût un peu sucré, de sorte qu'il est à peine nécessaire d'adoucir cette boisson dont vous pouvez boire plusieurs petites tasses par jour.

Infusion de poire

Ingrédients

Les épluchures
fraîches d'une poire

1 cuil. à café
de queues de cerises

Le zeste d'un citron

1 l d'eau

Dès que l'eau bout, éteignez le feu et ajoutez tous les ingrédients. Laissez infuser jusqu'à ce que l'eau atteigne la température ambiante. Vous pouvez boire plusieurs petites tasses de cette tisane par jour.

N'oubliez pas de bien laver la peau de vos fruits avec une brosse si vous n'en connaissez pas l'origine.

Infusion de persil

Ingrédients

1 cuil. à café
de brins de persil

1/2 cuil. à café
de petit houx

25 cl d'eau

Versez l'eau bouillante sur les ingrédients, couvrez et laissez infuser pendant trois minutes. Filtrez avec soin et sucrez avec un peu de miel. Buvez une petite tasse de cette tisane le matin et une autre après le repas.

Sirop aux cinq racines

Ingrédients

20 g de racine
d'asperge

20 g de racine
de céleri

20 g de racine
de petit houx

20 g de racine
de fenouil

20 g de racine
de persil

850 g de sucre

1 l d'eau

Faites chauffer l'eau avec tous les ingrédients et laissez bouillir jusqu'à ce que la moitié du liquide se soit évaporée. Filtrez cette décoction à l'aide d'un linge au tissage serré, ajoutez le sucre et remuez jusqu'à ce qu'il soit bien dissous. Prenez trois cuillerées à café par jour de ce sirop apéritif et diurétique.

Décoction de prêle

Ingrédients

10 g de prêle

10 cl d'eau

Lorsque l'eau est sur le point de bouillir, ajoutez la prêle. Laissez à ébullition une minute de plus, éteignez le feu, couvrez et laissez infuser cinq minutes supplémentaires. Passez au travers d'un filtre en tissu que vous presserez légèrement. Sucrez à votre convenance. Buvez une tasse le matin, à jeun.

Attention : si vous récoltez votre prêle vous-même, ne cueillez que les tiges et les rameaux verts de cet equisetum, *non les tiges sporifères sans rameaux. On récolte au printemps. Il suffit de mettre les tiges au soleil pour les faire sécher.*

Infusion de pariétaire

Ingrédients

15 g de feuilles de pariétaire

Le zeste d'une orange

Quelques feuilles de menthe

1 l d'eau

Immergez la pariétaire et le zeste dans l'eau bouillante. Couvrez et laissez reposer pendant dix minutes. Cette tisane est un peu forte au goût ; mieux vaut donc l'adoucir avec du miel ou du sucre brun.

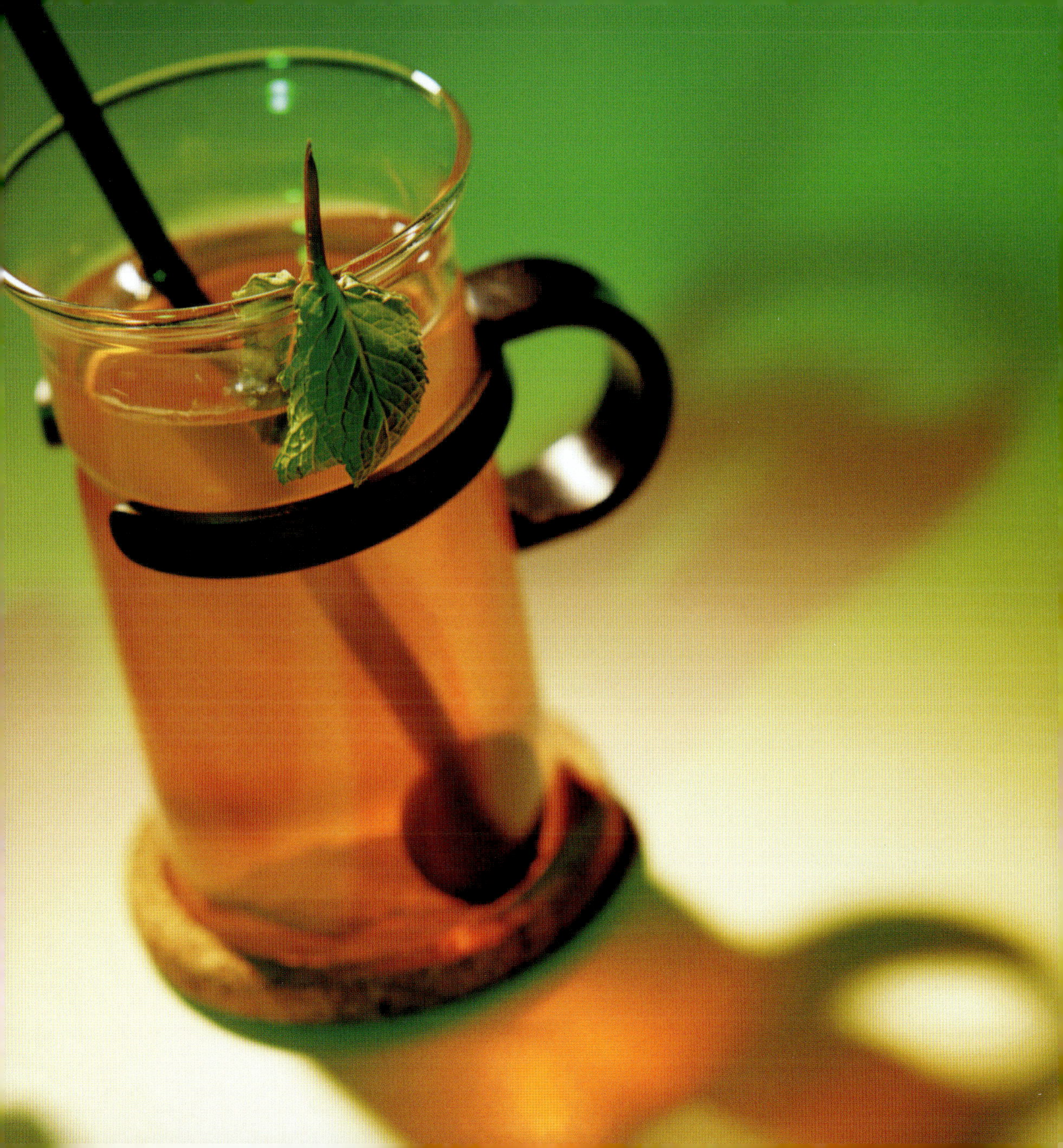

Infusion de busserole

Ingrédients

1,5 cuil. à café de feuilles de busserole

1 cuil. à café de feuilles de pariétaire

3 feuilles de menthe

25 cl d'eau

Mélangez bien les ingrédients et immergez-les dans l'eau bouillante. Couvrez et laissez infuser pendant dix minutes. Passez l'infusion dans un filtre en tissu et sucrez avec du miel. Buvez-en plusieurs tasses par jour.

Infusion d'églantier

Ingrédients

1 cuil. à soupe de cynorrhodons

1 cuil. à soupe de racine de chiendent pied-de-poule

1 cuil. à soupe de feuilles de bouleau

25 cl d'eau

Hachez les feuilles de bouleau et la racine de chiendent pied-de-poule, puis mélangez délicatement avec les cynorrhodons. Versez une cuillerée à café de ce mélange dans l'eau bouillante. Attendez quelques secondes avant d'éteindre le feu, puis couvrez et laissez infuser quatre à cinq minutes. Passez la tisane au travers d'un filtre en tissu et sucrez. Vous pouvez en boire une tasse en milieu de matinée ou en milieu d'après-midi.

Décoction de genévrier

Ingrédients

15 g de baies de genévrier

5 g de racine de réglisse

1 l d'eau

Faites bouillir l'eau. Pilez légèrement les baies de genévrier et coupez la racine de réglisse en morceaux menus. Versez-les dans l'eau bouillante et maintenez l'ébullition pendant cinq minutes au minimum. Éteignez le feu, couvrez et laissez infuser durant dix minutes. Filtrez la décoction. Vous pouvez boire une tasse de cette boisson par jour, en dehors des repas.

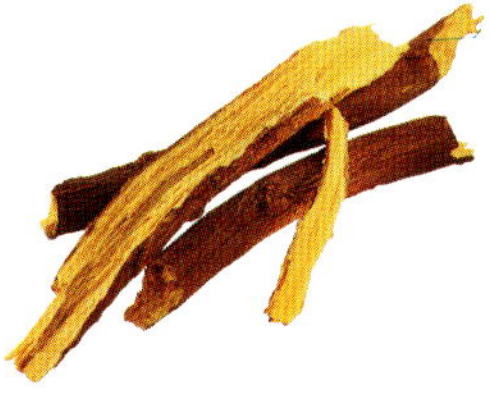

Attention !

La réglisse donne une agréable saveur à la tisane, mais vous devez savoir qu'elle peut augmenter la tension artérielle et qu'elle est donc à éviter si vous souffrez d'hypertension.

Décoction de maïs

Ingrédients

30 g de barbe de maïs

1 l d'eau

Versez la barbe de maïs dans l'eau bouillante et maintenez l'ébullition pendant dix minutes. Éteignez le feu, couvrez et laissez infuser durant dix minutes également. Filtrez la tisane à l'aide d'une passoire et sucrez. Vous pouvez en boire une petite tasse au lever, le matin, et une autre après le déjeuner.

Le saviez-vous ?

La barbe de maïs qui fleurit sur les épis se récolte en août ou en septembre, soit avant la récolte du maïs lui-même. On la fait sécher au soleil.

Décoction de haricots

Ingrédients

3 poignées de cosses sèches de haricots

1 cuil. à café de racine de pissenlit

1 cuil. à café de feuilles de bouleau

1/2 l d'eau

Faites bouillir l'eau et versez les cosses de haricots. Laissez chauffer jusqu'à évaporation de la moitié du liquide et éteignez le feu. Ajoutez alors les autres ingrédients. Lorsqu'il atteint la température ambiante, filtrez la tisane. Vous pourrez en boire trois à quatre tasses par jour. Ne la réchauffez pas.

Les cosses de haricots, en plus d'être diurétiques, ont la capacité reconnue d'inhiber la formation des calculs rénaux.

Infusion de solidage

Ingrédients

1 cuil. à soupe de fleurs de solidage (*Solidago virgaurea*)

1 cuil. à café de prêle

1 cuil. à café de feuilles de bouleau

25 cl d'eau

Faites bouillir l'eau, ajoutez les ingrédients, attendez quelques secondes, puis éteignez le feu. Couvrez et laissez reposer pendant dix à quinze minutes. Filtrez et sucrez la tisane. Vous pouvez en boire plusieurs petites tasses par jour.

L'augmentation considérable du volume de la miction vous permettra d'évacuer des calculs rénaux plus ou moins petits. En outre, cette infusion aromatique au goût agréable est aussi légèrement antiseptique, ce qui signifie qu'elle est utile face aux cas bénins de cystite infectieuse aiguë.

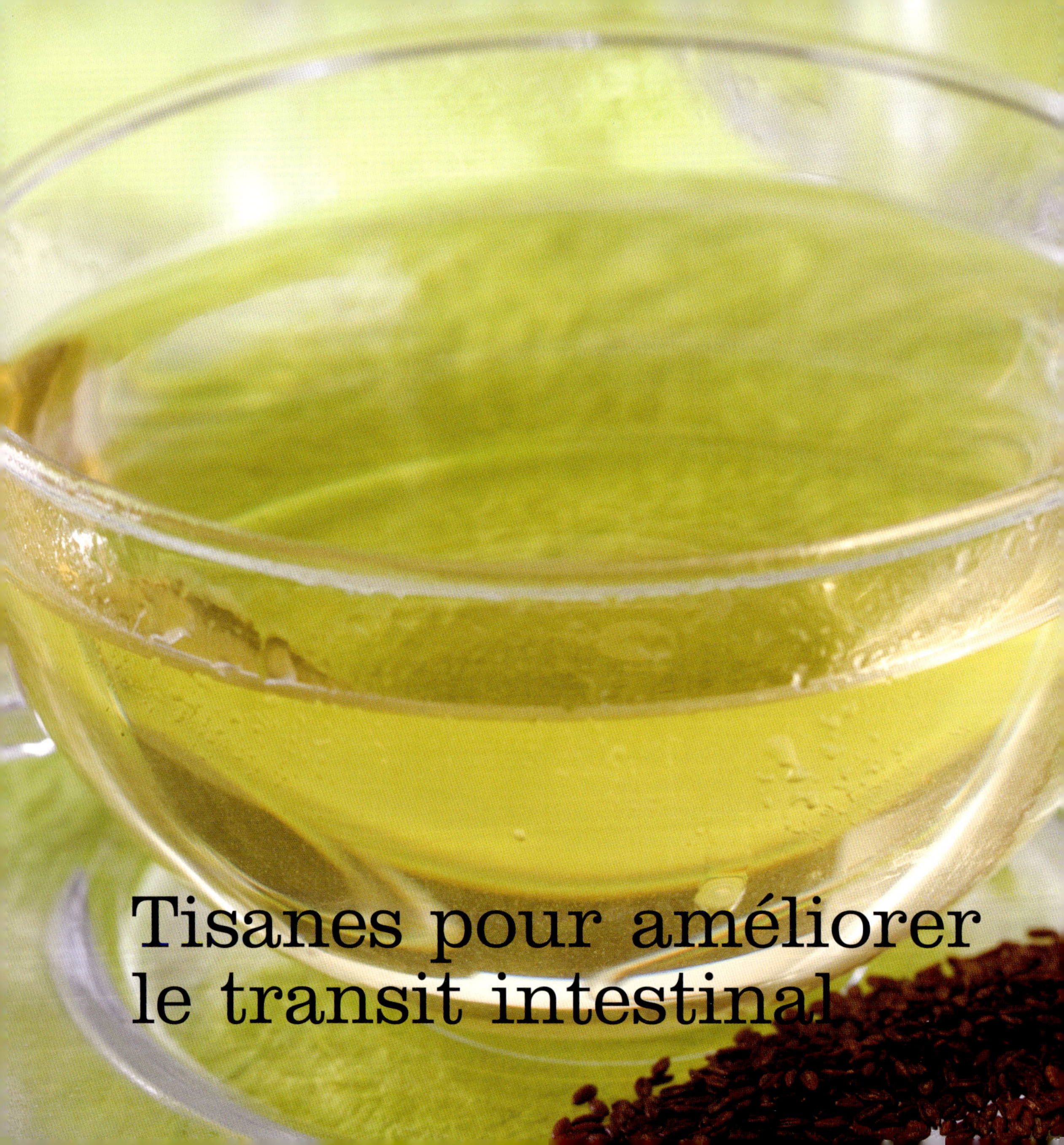

Tisanes pour améliorer le transit intestinal

Un Français sur cinq souffre de constipation. Ce trouble est en outre plus fréquent chez les femmes, qui représentent 80 % des constipés, et ce, à cause de l'anatomie de leur bassin, et surtout, de facteurs hormonaux. Certaines femmes sont ainsi plus constipées les jours précédents leurs menstruations. La constipation est un mal très commun dans notre société occidentale. Dans la majorité des cas – 90 % – il s'agit de constipation fonctionnelle due à un régime alimentaire inadapté, au stress et à la sédentarité. La solution consiste alors en une modification des habitudes de vie. La constipation n'est donc pas une maladie en soi, mais un symptôme qui nous signale que quelque chose ne fonctionne pas correctement dans notre corps. Pour lutter contre elle, il suffit de retrouver une bonne fonction intestinale, ce qui peut se faire de manière naturelle via un changement d'habitudes alimentaires.

Selon l'Organisation mondiale de la santé (OMS), on peut parler de constipation lorsque au moins deux des symptômes suivants se présentent : effort excessif pour évacuer les selles, selles dures, très sèches et peu abondantes (moins de 50 g/jour), sensation d'évacuation incomplète et/ou fréquence des selles inférieures à trois fois par semaine. C'est donc une erreur que d'associer la constipation à d'autres symptômes, tels que maux de ventre, flatulences, digestion lente, etc., comme beaucoup le font. Face à la constipation, on agira sur le long terme, car c'est un problème qui peut devenir chronique, voire entraîner des complications au niveau du côlon et de l'anus.

Graines de plantain psyllium

Ingrédients

1 cuil. à soupe de graines de plantain psyllium (*Plantago psyllium*)

Absorbez une ou deux cuillerées à soupe de graines de plantain psyllium avec un verre d'eau, le soir, au coucher.
Certains conseillent plutôt de laisser macérer les graines dans une tasse d'eau jusqu'à ce qu'elles gonflent, puis de ne boire que le liquide de macération filtré (voir la photographie page 118).

Le saviez-vous ?

Le plantain psyllium sert de base à la fabrication de divers laxatifs vendus en pharmacie. L'efficacité de cette plante est due à la capacité qu'ont ses graines de gonfler énormément dans l'intestin comme dans l'eau : elles augmentent le volume de la masse fécale, ce qui produit un effet laxatif. C'est peut-être le meilleur système existant.

Infusion de prunellier

Ingrédients

1 cuil. à soupe de fleurs de prunellier

25 cl d'eau

La tisane de fleurs de prunellier (*Prunus spinosa*) se prépare en mettant les fleurs dans l'eau qui vient de bouillir, puis en les laissant infuser durant trois minutes à couvert. C'est un laxatif très doux. Vous pouvez en boire une tasse le matin, au lever, et plus au cours de la journée, si nécessaire.

Cette infusion est idéale chez les personnes pour lesquelles les laxatifs courants se montrent trop puissants.

Naturel ne signifie pas anodin

N'utilisez pas les laxatifs pour réguler votre fonction intestinale. Nombre des médicaments ou des tisanes auxquels on a traditionnellement recours irritent la muqueuse intestinale et provoquent des mouvements rapides du côlon. À long terme, le corps s'y habitue et, peu à peu, la constipation réapparaît. C'est ce qui se passe par exemple avec le picosulfate de sodium, un médicament, mais aussi avec certaines plantes comme la cascara (*Rhamnus purshiana*) ou les feuilles de séné (*Cassia obovata* ou *C. acutifolia*). Ainsi, ce n'est pas parce que les tisanes de plantes sont d'origine végétale qu'elles sont parfaitement inoffensives, même si, tout au long de ce chapitre, nous vous en présentons certaines auxquelles vous pouvez avoir recours dans des cas ponctuels de constipation.

Graines de lin macérées

Ingrédients

1 cuil. à café de graines de lin

25 cl d'eau

Versez les graines de lin moulues dans l'eau et laissez macérer pendant huit heures environ. Buvez une cuillerée à café du liquide obtenu avant le petit déjeuner et une autre au coucher.

Dans certains magasins de produits diététiques, on vend des graines de lin recouvertes d'un fin enrobage au goût de chocolat, qu'il n'est pas nécessaire de faire macérer.

Le saviez-vous ?

L'huile de lin peut être utile pour toutes les personnes souffrant d'un excès de cholestérol et de troubles circulatoires. Elle est riche en acides gras insaturés et en acides gras essentiels, lesquels préviennent la fragilité capillaire.

Pruneaux macérés

Ingrédients

3 à 4 pruneaux

12,5 cl d'eau

Mettez les pruneaux (avec ou sans noyaux) à tremper dans l'eau pendant une nuit. Le lendemain matin, à jeun, mangez les pruneaux, qui auront alors gonflé, et buvez l'eau de macération.
C'est un remède très simple qui permet le plus souvent de résoudre les problèmes de constipation.

Quelles sont les causes de la constipation ?

- Un régime pauvre en fibres et en liquides.
- La sédentarité, le manque d'exercice physique, une convalescence...
- Une modification brusque des habitudes de vie due à un voyage, un changement de régime alimentaire, etc.
- Un abus de laxatifs.
- Le stress ou l'anxiété.
- Des facteurs hormonaux.
- La grossesse.
- La prise de médicaments, tels que des anti-inflammatoires, certains analgésiques, des anti-acides, des antidépresseurs, des tricycliques, des sels de fer...
- Le diabète, dans la mesure où cette maladie altère le fonctionnement du côlon. Consommer des fibres ne diminue pas seulement la constipation, mais améliore la tolérance au glucose, ce qui permet de réduire les besoins en insuline.
- Les maladies neurologiques.

Les habitudes à prendre pour être réglé comme une horloge

- Boire plus d'eau : beaucoup de personnes constipées ne boivent pas parce qu'elles n'ont pas soif. Mais il faudrait qu'elles absorbent au moins un litre d'eau par jour ; cela améliorerait non seulement leur fonction intestinale, mais aussi la qualité de leur peau et leur fonction rénale.
- Absorber plus de fibres : les aliments consommés doivent en contenir un pourcentage suffisamment important pour que cela se répercute sur le rythme de la fonction intestinale. Il ne suffit pas de manger une demi-tomate et de mettre une olive dans son vermouth. L'un des premiers changements expérimentés par les personnes qui remplacent leur régime habituel par un régime végétarien ou semi-végétarien est précisément une amélioration du rythme de fonctionnement des intestins.

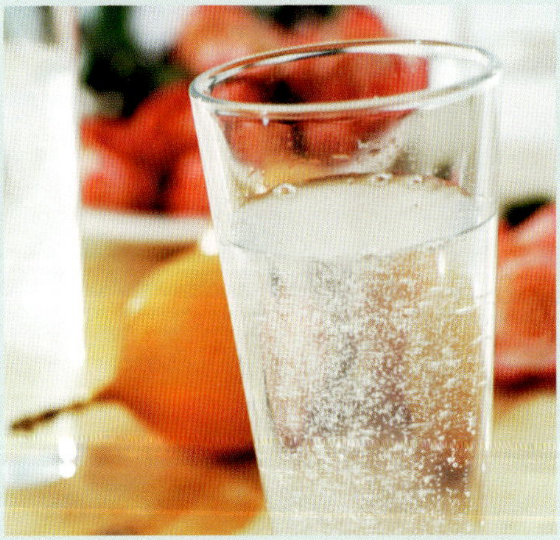

- Faire plus de sport. Nombreux sont ceux qui se rendent compte qu'ils sont moins constipés le dimanche après-midi, après avoir pratiqué un peu d'exercice, fait un tour en vélo, un peu de natation ou juste être sorti promener leur chien.
- Éviter les médicaments qui constipent. Parmi les plus fréquents, il y a certains analgésiques, tels que la codéine, ou certains antidépresseurs comme ceux du groupe des tricycliques. N'ayez pas recours, par ailleurs, au café pour lutter contre la constipation ; si vous n'avez pas l'habitude d'en boire, une petite tasse aura, certes, un effet laxatif, parce que le café agit sur les nerfs qui augmentent les contractions des intestins. Mais à long terme, c'est l'effet contraire que vous obtiendriez, et la consommation de café deviendra une cause de constipation.
- Faire appel aux plantes : une prédisposition à la constipation peut se traiter avec des infusions à base de plantes digestives, lesquelles présentent un double avantage : d'abord, la quantité de liquide absorbée par jour augmente, ce qui est une nécessité pour assurer un bon rythme intestinal ; ensuite, on peut exploiter les propriétés de ces plantes sans pour autant s'exposer à des effets secondaires comme avec les médicaments laxatifs.

Décoction de figues et jujubes

Ingrédients

1 petite poignée de jujubes

1 petite poignée de figues sèches

1 petite poignée de dattes

1 petite poignée de raisins secs

1,5 l d'eau

Versez les fruits dans l'eau et faites cuire jusqu'à ce qu'environ 50 cl d'eau se soient évaporés. Vous pouvez boire une grande tasse de cette décoction chaude le soir, au coucher. Il est inutile de sucrer.

Cette décoction est très efficace contre la toux.

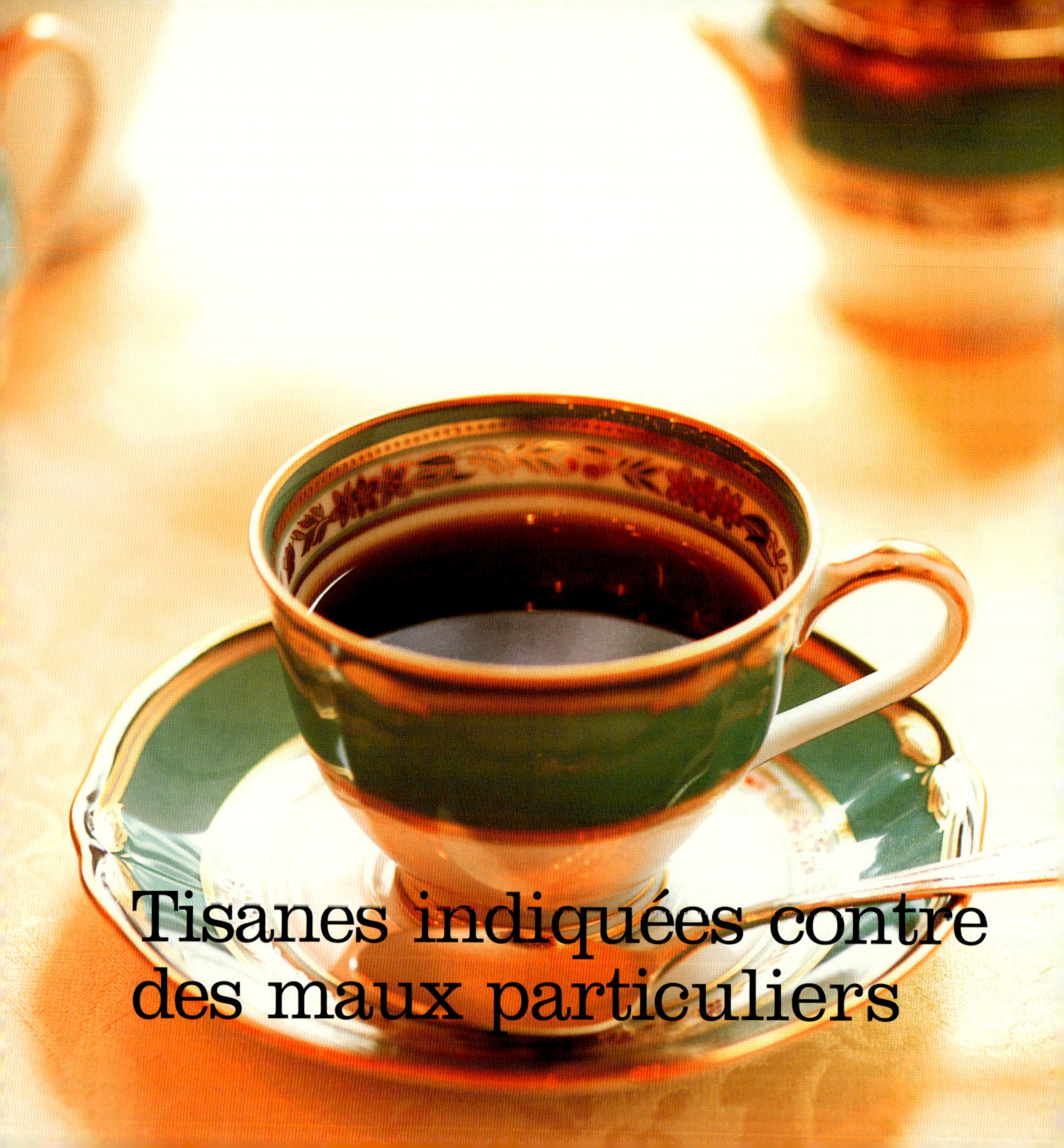

Tisanes indiquées contre des maux particuliers

Une maladie se présente rarement seule. Ainsi, il n'est pas rare qu'une personne qui a attrapé un rhume souffre en même temps d'une digestion difficile et de constipation. Dans ce cas, évidemment, il n'est pas nécessaire de prendre une infusion pour soigner son rhume, une pour favoriser sa digestion et une autre à effet laxatif. Il suffit de mélanger dans une seule tisane des plantes aux propriétés mixtes, capables de répondre aux trois maux. L'idéal, c'est d'apprendre la phytothérapie pour connaître les propriétés d'un bon nombre de plantes, et de savoir quelles sont les diverses combinaisons possibles.

Pour soigner les fonctions hépatique et biliaire

Le foie de tous les vertébrés fabrique et sécrète la bile, un liquide jaunâtre qui joue un rôle déterminant dans le processus de digestion. Ce liquide agit dans l'intestin grêle et y stimule la digestion et l'absorption des substances présentes dans les aliments. Comme elle n'est sécrétée que pendant le processus de digestion, une fois synthétisée par le foie, la bile doit être stockée temporairement dans la vésicule biliaire.

Les calculs biliaires (pierres) sont formés par des sels biliaires, des fragments de calcium et de cholestérol, et font à peu près la taille d'un petit pois. Les femmes en développent deux fois plus fréquemment que les hommes. Lorsqu'une personne a 30 calculs dans sa vésicule biliaire, le plus probable est qu'il faille tôt ou tard recourir à une intervention chirurgicale. Toutefois, si une personne a eu une crise de colique biliaire, mais qu'on ne détecte pas de calculs à l'échographie abdominale, et qu'elle suit un régime sans graisses, ni aliments frits, ni alcool, etc., il peut lui être bénéfique de boire les infusions décrites dans les pages suivantes.

Infusion de boldo

Ingrédients

1 cuil. à café de feuilles de boldo

25 cl d'eau

Faites bouillir l'eau et ajoutez les feuilles de boldo. Laissez infuser pendant dix minutes et filtrez la tisane. Vous pouvez boire jusqu'à trois tasses par jour de cette infusion, une demi-heure avant les repas.

C'est un remède indiqué en cas de dyspepsie biliaire.

Infusion d'achillée millefeuille

Ingrédients

2 cuil. à soupe de fleurs d'achillée millefeuille

1/2 l d'eau

Faites bouillir l'eau, de préférence dans un récipient émaillé ou en acier inoxydable. Au premier bouillon, éteignez le feu et ajoutez les fleurs d'achillée millefeuille. Laissez infuser environ cinq minutes. Buvez une petite tasse de cette tisane après les repas principaux.

Le saviez-vous ?

L'achillée millefeuille a un effet stimulant sur les fonctions motrices et sécrétoires du tractus digestif. Elle soulage en cas de gastrites aiguës et chroniques, augmente la sécrétion de suc gastrique et de bile, tout en diminuant la fermentation intestinale. Au printemps, on peut aussi en consommer les feuilles crues en salade.

Infusion mixte de boldo

Ingrédients

Boldo

Fumeterre

Romarin

Pissenlit

Anis vert

Mélangez les différentes plantes à parts égales. Cette tisane, qui décongestionne le foie, se prépare à raison de deux cuillerées à café du mélange par tasse d'eau bouillante. Laissez infuser pendant dix minutes et filtrez. Pour une amélioration des fonctions hépatiques, vous pouvez boire jusqu'à trois tasses par jour, avant les repas.

Le saviez-vous ?

En France, des années cinquante à soixante-dix, l'affiche publicitaire pour la Boldoflorine disait : « Bonne tisane pour le foie. Rafraîchit l'intestin, combat la constipation. » Elle représentait une infirmière en forme de plante offrant une tasse fumante de la miraculeuse tisane.

Infusion de sauge et liseron des champs

Ingrédients

3 feuilles de sauge fraîche

1 pincée de fleurs de liseron des champs (*Convolvulus arvensis*)

25 cl d'eau

Immergez les plantes indiquées dans l'eau bouillante, éteignez le feu et laissez infuser pendant trois à quatre minutes. Filtrez à l'aide d'une passoire et sucrez avec du miel. Buvez cette infusion à la fin des repas principaux.

Décoction de romarin

Ingrédients

1 brin de romarin

1 cuil. à café de graines d'anis

5 baies de genévrier

Le jus d'un demi-citron

1 l d'eau

Mettez l'eau sur le feu et attendez qu'elle frémisse pour ajouter les plantes indiquées, puis faites bouillir pendant une minute. Éteignez le feu, couvrez et laissez reposer environ quinze minutes. Filtrez avec soin, ajoutez le jus de citron et une cuillerée à café de miel. Buvez un litre de cette décoction par petites tasses réparties à intervalles réguliers au cours de la journée.

Cette tisane est indiquée pour lutter contre les dysfonctionnements du système digestif en général. Elle a l'avantage de ne pas être amère, contrairement à beaucoup d'infusions de plantes bonnes pour l'appareil digestif qui ont un goût amer plus ou moins prononcé.

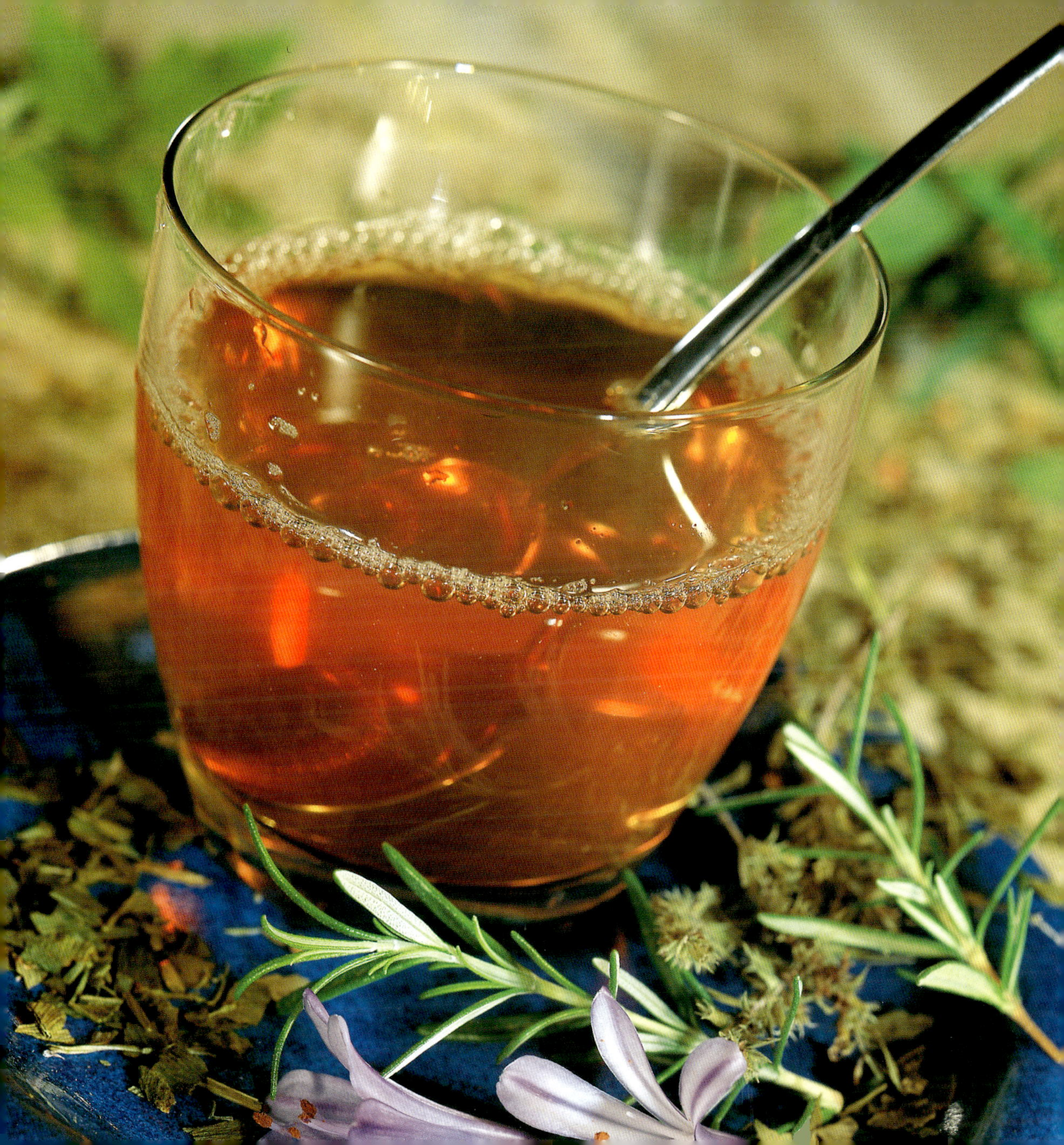

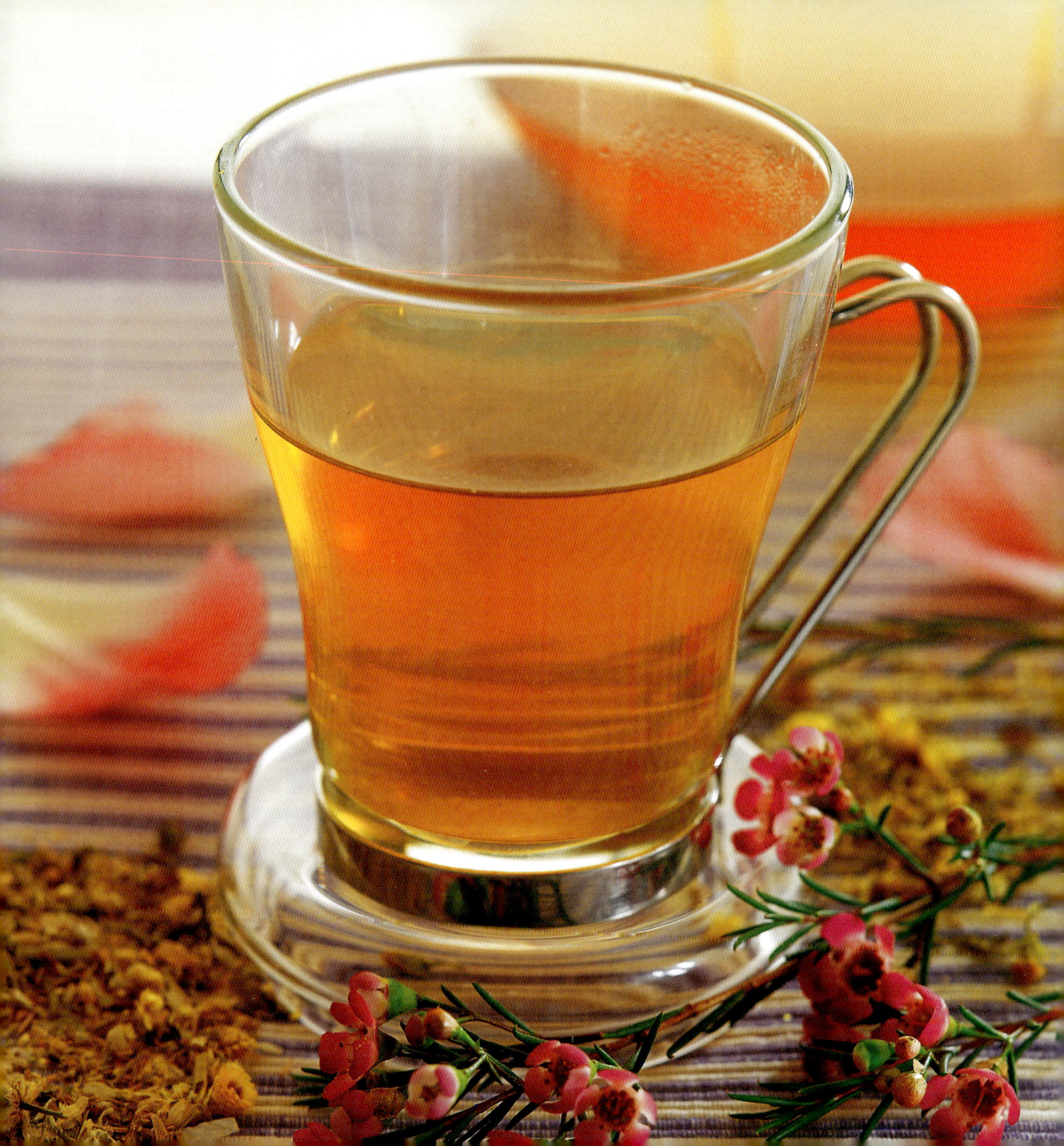

Infusion d'absinthe

Ingrédients

1 cuil. à café
de feuilles et
de fleurs d'absinthe

1/2 cuil. à café
de camomille

25 cl d'eau

Faites bouillir l'eau et versez-la sur les plantes. Laissez reposer durant deux ou trois minutes avant de filtrer. Vous pouvez boire une demi-tasse de cette tisane avant chaque repas.

Le saviez-vous ?

L'absinthe compte aussi parmi les plantes amères. Il faut faire preuve de beaucoup de volonté pour l'avaler, mais ses effets sur l'appareil digestif en valent la peine. C'est avec cette plante que l'on fabrique le vermouth – *Wermut* signifie « absinthe » en allemand – et l'absinthe, boisson au degré élevé d'alcool et contenant également d'autres plantes.

Décoction d'anis

Ingrédients

1 cuil. à café de graines d'anis

1/2 cuil. à café de graines de fenouil

1 cuil. à café de camomille

1/2 l d'eau

Faites bouillir l'eau et ajoutez les graines d'anis et de fenouil, puis laissez bouillir pendant dix minutes. Éteignez le feu avant d'ajouter la camomille. Couvrez et laissez reposer durant deux ou trois minutes. Filtrez la tisane. Buvez-en une tasse après chaque repas. C'est un bon remède contre l'halitose (mauvaise haleine).

Infusion de centaurée

Ingrédients

1 cuil. à soupe de fleurs de centaurée

1 cuil. à soupe de feuilles d'artichaut

1 cuil. à soupe de romarin

1/2 cuil. à soupe de racine de réglisse

25 cl d'eau

Hachez menu les différents ingrédients et mélangez-les bien. Puis faites chauffer l'eau et, quand elle bout, versez une cuillerée à café du mélange de plantes. Éteignez le feu, couvrez et laissez reposer durant trois minutes. Vous pouvez boire une demi-tasse de cette tisane avant chaque repas.

À noter

La centaurée compte parmi les plantes qui donnent des tisanes au goût amer. Il faut que vous en teniez compte, car aucun édulcorant ne réussira à masquer ce goût. Il n'en reste pas moins que les effets de la centaurée sont très bienfaisants pour l'organisme.

Infusion de chardon-Marie

Ingrédients

1 cuil. à soupe de fruits de chardon-Marie

1 cuil. à café de feuilles de menthe

1 cuil. à café de grande ortie

25 cl d'eau

Mélangez les ingrédients et versez l'eau bouillante sur une ou deux cuillerées à café de cette préparation. Laissez infuser pendant cinq à dix minutes. Les fruits de chardon-Marie doivent avoir été moulus ou écrasés auparavant. Filtrez ensuite la tisane dont vous boirez deux tasses par jour, pendant un mois. Cette cure peut être faite deux fois par an.

Le saviez-vous ?

C'est du chardon-Marie (*Silybum marianum*) qu'on extrait la substance appelée silibinine, un médicament utilisé dans la prévention des maladies du foie, ainsi qu'en cas d'hépatites aiguës ou chroniques d'origine toxique.
Quant aux orties, Dioscoride écrivait déjà dans son célèbre traité qu'elles sont excellentes d'un point de vue nutritionnel, en infusion ou cuites comme des légumes, et qu'il est dommage que cette plante ne figure pas plus souvent sur les tables. Certains auteurs de la même époque considéreraient même, selon lui, que les orties sont supérieures aux épinards, car elles ont les mêmes vertus sans en avoir tous les inconvénients.
Les orties appartiennent au groupe des plantes hypoglycémiantes au même titre que l'airelle, la centaurée rude ou la feuille d'artichaut. Tout diabétique qui en boit en infusion doit en tenir compte.

Infusion d'aspérule odorante

Ingrédients

1 cuil. à soupe d'aspérule odorante

1 cuil. à soupe de romarin

1 cuil. à soupe de prêle

5 feuilles de menthe

1 cuil. à café de racine de réglisse

25 cl d'eau

Hachez la racine de réglisse en morceaux menus et mélangez-les avec les autres ingrédients. Faites bouillir l'eau et versez une cuillerée à café du mélange de plantes. Éteignez le feu, couvrez et laissez reposer pendant cinq à dix minutes. Filtrez avec soin et sucrez l'infusion à votre goût. Vous pouvez en boire une tasse après les repas principaux.

Le saviez-vous ?

L'aspérule odorante (*Asperula odorata*) est une plante décorative que l'on cultive dans les jardins et sur les terrasses, car elle a l'avantage d'éloigner les insectes. Durant l'été, on coupe des rameaux fleuris que l'on fait sécher et que l'on glisse ensuite dans les armoires pour parfumer les vêtements. C'est l'une des plantes favorites des chèvres dont elle augmente la production de lait et dont elle parfume celui-ci.

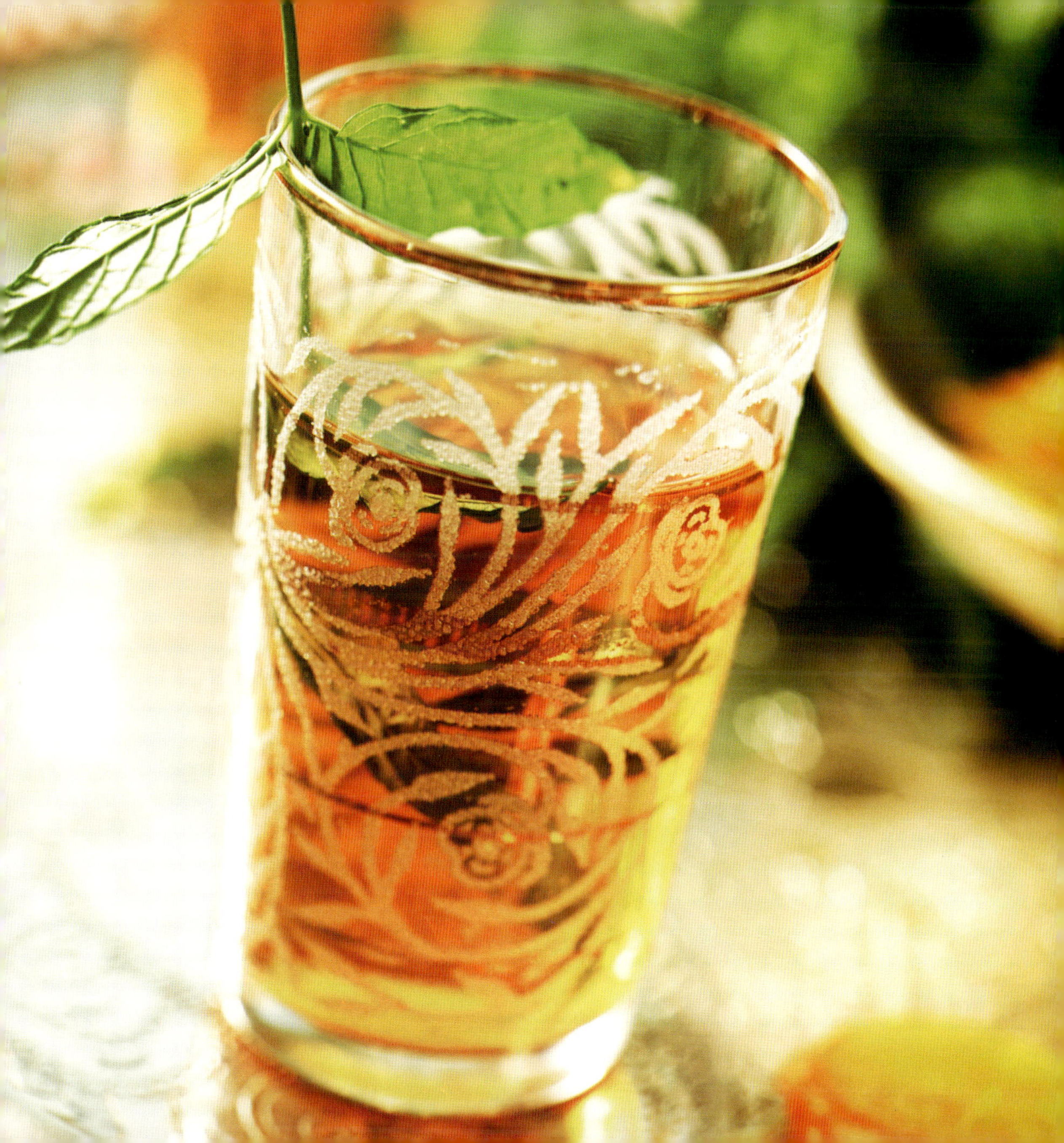

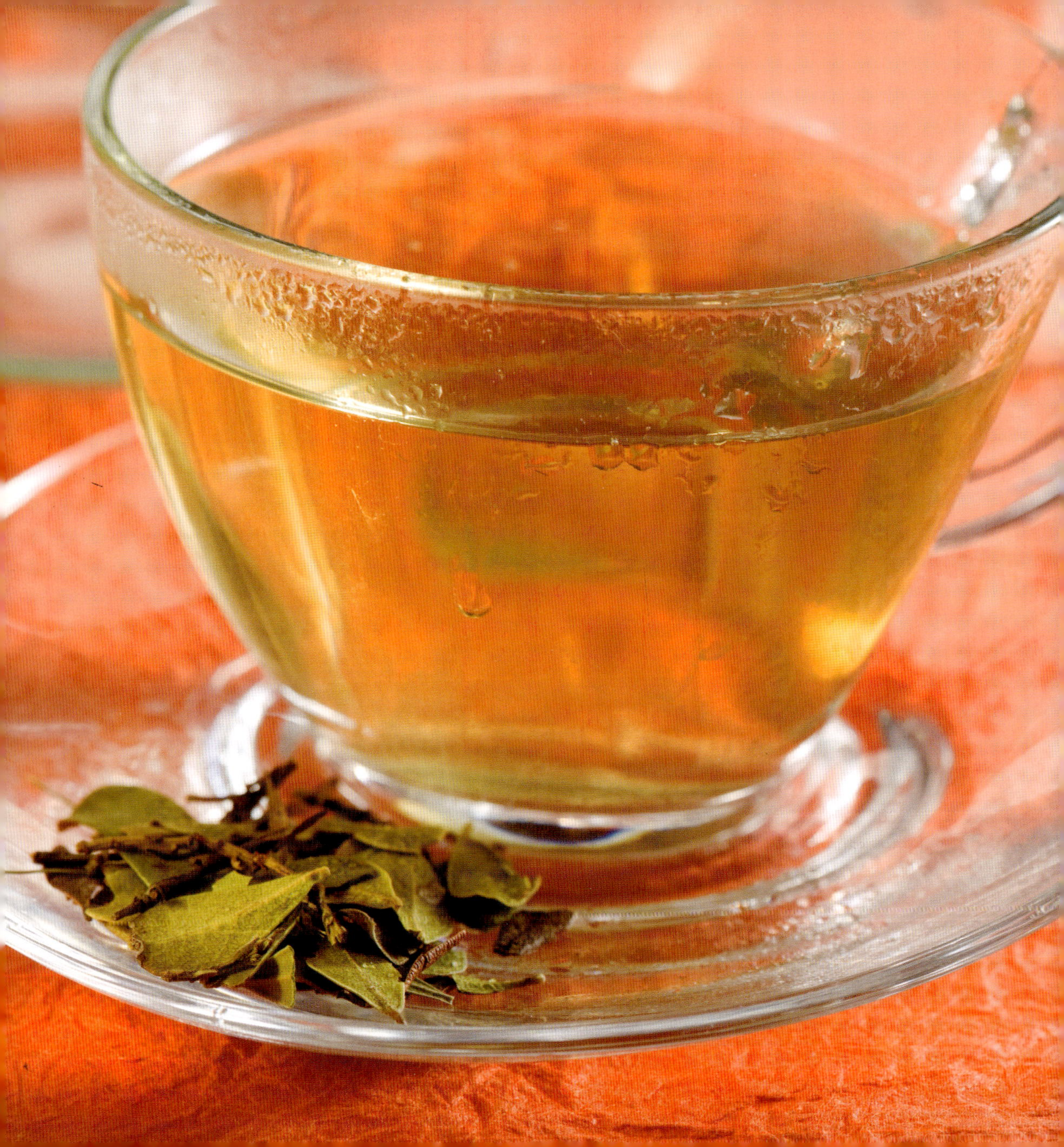

Tisanes contre l'hypertension

Pour simplifier, l'hypertension artérielle est l'élévation permanente des chiffres de la pression artérielle au-dessus des valeurs normales. On considère que la pression artérielle systolique est optimale en dessous de 120 mmHg et que la pression artérielle diastolique l'est en dessous de 80 mmHg. Une pression artérielle sera jugée normale entre 120-129 mmHg (systolique) et 80-84 mmHg (diastolique), et haute, mais normale, entre 130-139 et 85-89. Lorsque les valeurs se trouvent entre 140-159 et 90-99, on parle d'hypertension légère (degré 1).

En général, les cas d'hypertension sont des cas d'hypertension dite « essentielle », laquelle n'a pas une seule et unique cause identifiée, mais est provoquée par de multiples facteurs tant génétiques (héréditaires) qu'environnementaux. Tout facteur qui contribue à l'augmentation du volume sanguin (comme la consommation de sel) ou qui accroît la résistance des artères (athérosclérose, tabagisme) provoque une élévation de la pression artérielle.

L'hypertension dite « secondaire » est, quant à elle, provoquée par des troubles particuliers tels une insuffisance rénale, une obstruction vasculaire, un dysfonctionnement des glandes surrénales, la prise de certains médicaments...

Il existe aujourd'hui différents modes de traitement reconnus au niveau local ou international, mais tous s'accordent à dire que la lutte contre l'hypertension commence par un changement de style de vie et par l'acquisition d'habitudes saines (une bonne alimentation, une activité physique régulière, etc.).

Les tisanes à base de plantes médicinales peuvent être, en ce sens, d'une grande aide pour réduire la tension artérielle. Chacun peut les tester en toute tranquillité, à condition toutefois de contrôler sa tension régulièrement et de consulter un médecin si les chiffres qui s'affichent continuent de ne pas correspondre à son âge. Voici donc quelques recettes d'infusions qui diminuent la pression artérielle.

Décoction de feuilles d'olivier

Ingrédients

20 à 25 feuilles d'olivier

1/2 l d'eau

Faites bouillir les feuilles d'olivier dans l'eau pendant une quinzaine de minutes et filtrez. Conservez la décoction dans un récipient après l'avoir sucrée à votre convenance. Buvez-en une tasse le matin, à jeun, et une autre le soir, au coucher. Normalement, on suit ce traitement pendant deux semaines, puis on fait une pause la troisième semaine, et on reprend en prolongeant cette fois-ci tout le temps nécessaire (voir la photographie page 138).

Si vous souhaitez boire cette décoction chaude, le mieux est de la réchauffer au bain-marie.

L'hypertension

L'hypertension est une pathologie très fréquente dans le monde occidental et donc aussi en France. Selon la Fondation de Recherche sur l'Hypertension Artérielle, cette maladie touche plus de 10 millions d'individus dans notre pays dont plus de la moitié est âgée de plus de 60 ans. Après 70 ans, 40 % des hommes et 50 % des femmes sont touchés.

Le principal problème de l'hypertension, c'est qu'elle ne se présente presque jamais de manière isolée, mais s'associe le plus souvent à d'autres facteurs qui placent le patient hypertendu face à un risque cardio-vasculaire élevé. Selon une étude réalisée en 2005 sur des sujets hypertendus en première consultation, l'hypertension ne se présente seule que dans 3,61 % des cas. Les autres patients présentent un risque cardiovasculaire associé. Le plus fréquemment, il s'agit d'un taux de cholestérol élevé (79 %), d'obésité abdominale (57,8 %) et de diabète mellitus (34,7 %). La proportion de patients hypertendus sous contrôle, c'est-à-dire dont les chiffres de la pression artérielle ont été normalisés, est faible. Les patients hypertendus ne seraient sous contrôle que dans 39,3 % des cas.

Infusion de gui

Ingrédients

Feuilles de gui

Feuilles et fleurs d'aubépine

Feuilles de mélisse

25 cl d'eau

Mélangez les plantes indiquées et versez-en deux cuillerées à café dans une tasse d'eau bouillante. Laissez reposer pendant dix minutes et buvez à petites gorgées (une tasse chaude le matin et une le soir). On procède en général à une cure de deux semaines, puis on prend quelques jours de repos avant de recommencer la cure jusqu'à ce que la pression artérielle se stabilise.

Infusion de racine de salsifis

Ingrédients

1 racine de salsifis

Préparez une tisane avec la racine et buvez-en deux fois par jour, ou bien consommez la racine crue en salade, bouillie, frite ou cuisinée de quelque manière que ce soit.

Le saviez-vous ?

Le salsifis (*Tragopogon porrifolius*) est une plante bisannuelle dont la racine, qui est très charnue quand il est cultivé, a un goût suave et une texture un peu visqueuse. Il possède des propriétés diurétiques et apéritives, en particulier consommé cru, et a un effet bénéfique sur les personnes hypertendues souffrant de rhumatisme et de goutte.

Infusion d'aubépine

Ingrédients

1 cuil. à café de fleurs d'aubépine

25 cl d'eau

Faites chauffer l'eau dans un récipient émaillé de préférence. Éteignez le feu au premier bouillon et ajoutez les fleurs d'aubépine, puis laissez reposer l'infusion pendant quatre à cinq minutes. Filtrez et buvez, si possible sans sucrer, une à trois tasses par jour.

À noter

L'aubépine (*Crataegus monogyna*) est un arbuste très commun dans toutes les régions françaises. Il n'est donc pas difficile d'en récolter les feuilles et les fleurs (lorsqu'elles sont sur le point de s'ouvrir) au printemps. On les laissera sécher à l'ombre, dans un lieu ventilé. Une fois sèches, fleurs et feuilles peuvent être stockées dans de petits sachets ou dans des boîtes, sans être tasser, et conservées dans un endroit sec. Les fleurs de cet arbuste ont un bon effet stimulant sur le cœur et l'appareil circulatoire. Traditionnellement, on leur attribue aussi le pouvoir de normaliser la pression artérielle, c'est-à-dire de diminuer la tension des patients hypertendus et d'augmenter celle des hypotendus. Il faut toutefois en faire une cure prolongée, mais le remède est sans danger aucun.

Infusion de passiflore

Ingrédients

1 cuil. à café de passiflore (*Passiflora incarnata*)

1 cuil. à café de racine de pissenlit

25 cl d'eau

Faites bouillir l'eau, puis faites infuser les plantes indiquées pendant une vingtaine de minutes. Filtrez et sucrez avec du miel. Buvez une tasse de cette tisane le matin, à jeun.

Infusion de rhododendron

Ingrédients

8 à 10 g de feuilles de rhododendron

1 l d'eau

Immergez les feuilles de rhododendron dans l'eau bouillante, éteignez le feu et couvrez pour laisser infuser pendant trois minutes. Filtrez avec soin et sucrez à votre goût. Vous pouvez boire trois tasses de cette infusion par jour.

Le saviez-vous ?

Le rhododendron ferrugineux (*Rhododendron ferrugineum*) est très utilisé depuis des siècles dans les Alpes contre les rhumatismes et la goutte, ainsi que pour son pouvoir hypotenseur. On veillera à ne pas avoir recours à de fortes doses, car en trop grande quantité, il peut provoquer vomissements et diarrhées.

Teinture d'ail

Ingrédients

200 g de gousses d'ail

1 l d'alcool mélangé à de l'eau (à raison de moins de la moitié de la quantité d'alcool)

Coupez les gousses d'ail en fines rondelles et mettez-les à macérer dans l'alcool, à l'intérieur d'une bouteille bien fermée, pendant dix jours. Veillez quotidiennement à agiter doucement la bouteille. Ensuite, vous filtrerez le liquide au travers d'un torchon en pressant légèrement l'ail. Pour faire baisser la pression artérielle, buvez entre 20 et 30 gouttes de cette teinture avec un peu d'eau, avant les repas principaux. Il est possible de suivre la même recette en remplaçant l'alcool par de l'huile d'olive.

Infusion de tilleul

Ingrédients

1/2 cuil. à café de fleurs de tilleul

1 pincée de fleurs de jasmin

25 cl d'eau

Faites bouillir l'eau et versez-la sur les ingrédients indiqués. Couvrez et laissez reposer pendant cinq minutes environ. Filtrez avec soin au travers d'une passoire et sucrez avec du miel. Vous pouvez boire deux à trois tasses par jour de cette infusion.

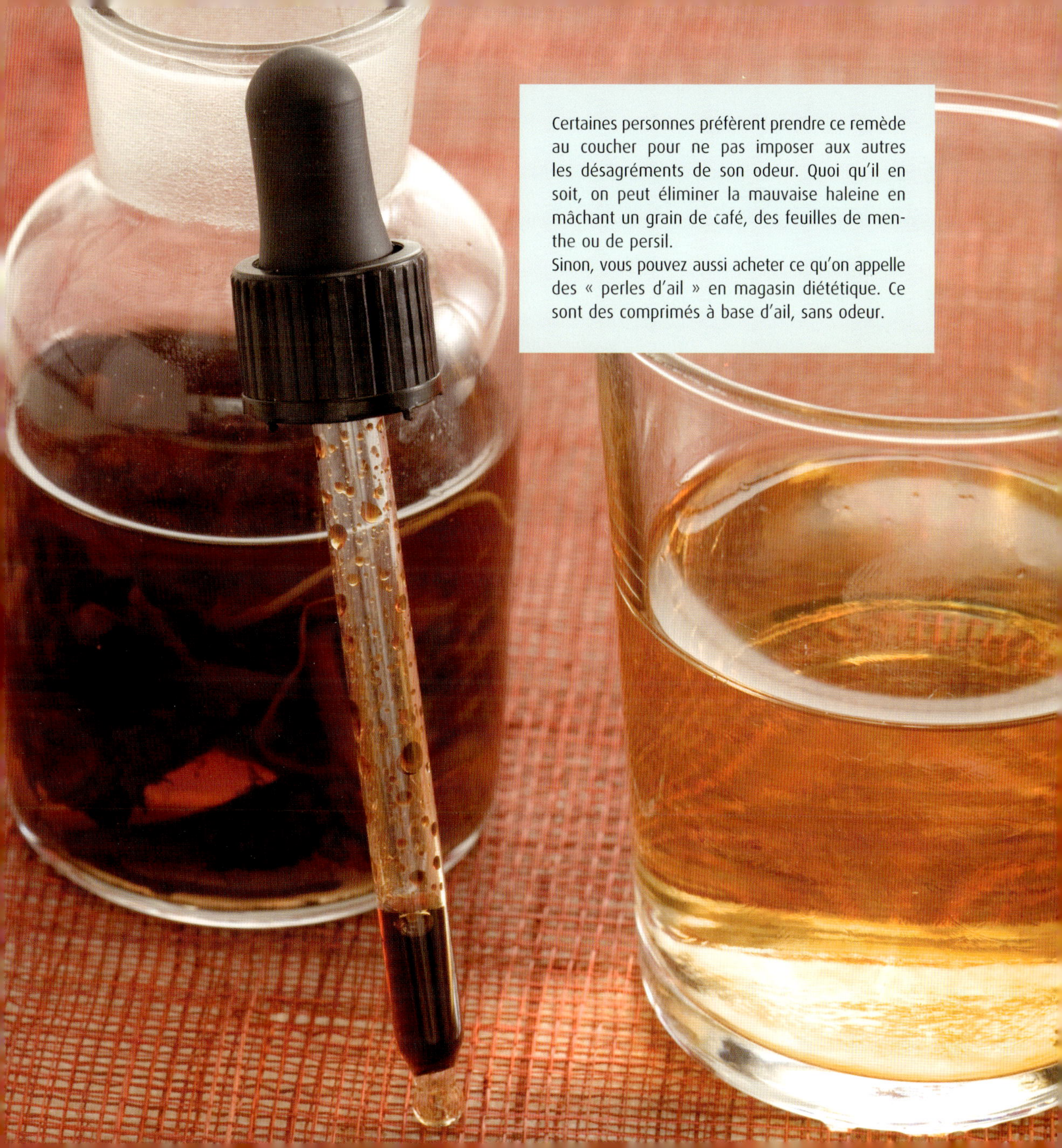

Certaines personnes préfèrent prendre ce remède au coucher pour ne pas imposer aux autres les désagréments de son odeur. Quoi qu'il en soit, on peut éliminer la mauvaise haleine en mâchant un grain de café, des feuilles de menthe ou de persil.
Sinon, vous pouvez aussi acheter ce qu'on appelle des « perles d'ail » en magasin diététique. Ce sont des comprimés à base d'ail, sans odeur.

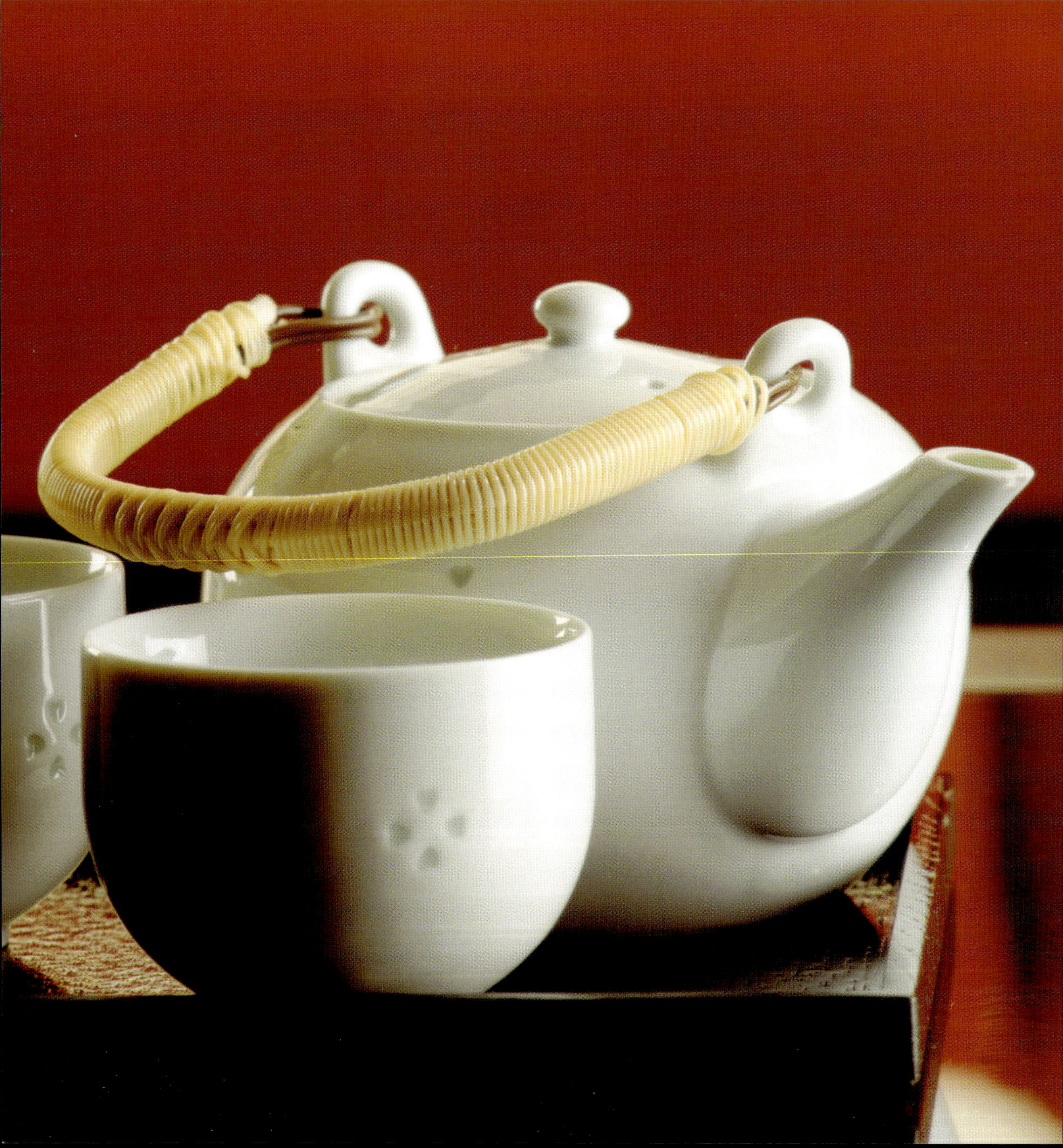

Tisanes favorisant une bonne circulation sanguine

Nombreuses sont les plantes qui ont le pouvoir d'améliorer la circulation sanguine. On les recommande pour traiter des troubles circulatoires très divers, depuis les hémorroïdes jusqu'aux varices, en passant par l'hypertension (voir précédemment) de même que pour prévenir l'artériosclérose. Certaines plantes médicinales contiennent ainsi des veinotoniques favorisant la circulation veineuse et évitant que les veines ne se dilatent et ne forment des varices, comme le marronnier d'Inde, le mélilot officinal ou le petit houx. Ces plantes sont aussi utiles face aux hémorroïdes, qui sont des veines dilatées dans la région anale ; on peut les appliquer sous forme de bain de siège ou les prendre par voie interne. Vous trouverez dans les pages suivantes des préparations à base des plantes médicinales les plus utilisées dans le traitement des troubles circulatoires. Le ginkgo, l'aubépine et le romarin comptent parmi celles qui servent le plus, mais il en existe beaucoup d'autres.

Infusion de plantes mélangées contre l'artériosclérose

Ingrédients

10 g d'aubépine

10 g d'artichaut

10 g de millepertuis

10 g de gui

10 g de petite pervenche

10 g d'olivier

Faites bouillir de l'eau pendant trois minutes, puis versez le mélange de plantes, à raison d'une cuillerée à soupe par tasse d'eau. Filtrez et laissez infuser durant quinze minutes. À boire en cure de neuf jours successifs, tous les mois.

Infusion veinotonique de mélilot

Ingrédients

1 à 2 cuil. à café de mélilot

25 cl d'eau

Faites bouillir l'eau et versez-la sur la plante. Laissez reposer durant quinze minutes et filtrez. Pour soulager la sensation de gêne et les picotements dans les jambes, vous pouvez en prendre deux à trois tasses par jour, de préférence après les repas. Cette infusion peut aussi être appliquée par voie externe sous forme de bain ou de compresse.

Variante : pour stimuler la circulation sanguine, le mélilot fonctionne très bien combiné avec la canneberge, l'hamamélis, la vigne rouge, le ginkgo et l'orange amère, que ce soit en infusion ou dans des capsules.

Infusion de ginkgo pour la circulation

Ingrédients

1 cuil. à soupe de feuilles de ginkgo

25 cl d'eau

Versez la plante dans l'eau bouillante et laissez reposer pendant dix minutes. Vous pouvez boire jusqu'à trois tasses de cette infusion par jour, de préférence à jeun. Cela vous aidera en cas de troubles circulatoires. Si vous la préparez plus concentrée, vous pourrez l'utiliser en application externe sur vos mains et vos pieds.

Infusion de marronnier d'Inde contre les hémorroïdes

Ingrédients

20 g de fleurs de marronnier d'Inde

20 g de mélilot officinal

15 g de fleurs d'achillée millefeuille

10 g de feuilles d'hamamélis

10 g de fleurs de souci

Mélangez les plantes et versez 25 cl d'eau bouillante sur une cuillerée à café de cette préparation. Laissez infuser pendant cinq à dix minutes. Buvez une tasse de cette tisane chaude trois fois par jour, pendant deux à trois semaines.

Infusion d'agripaume contre les palpitations

Ingrédients

30 g d'agripaume

20 g de feuilles de mélisse

15 g de millepertuis

15 g de racine de valériane

Mélangez les plantes et comptez une à deux cuillerées pour 25 cl d'eau. Laissez infuser la tisane cinq minutes avant de la boire, le soir. Elle aura un effet calmant très efficace en cas de douleurs cardiaques d'origine nerveuse.

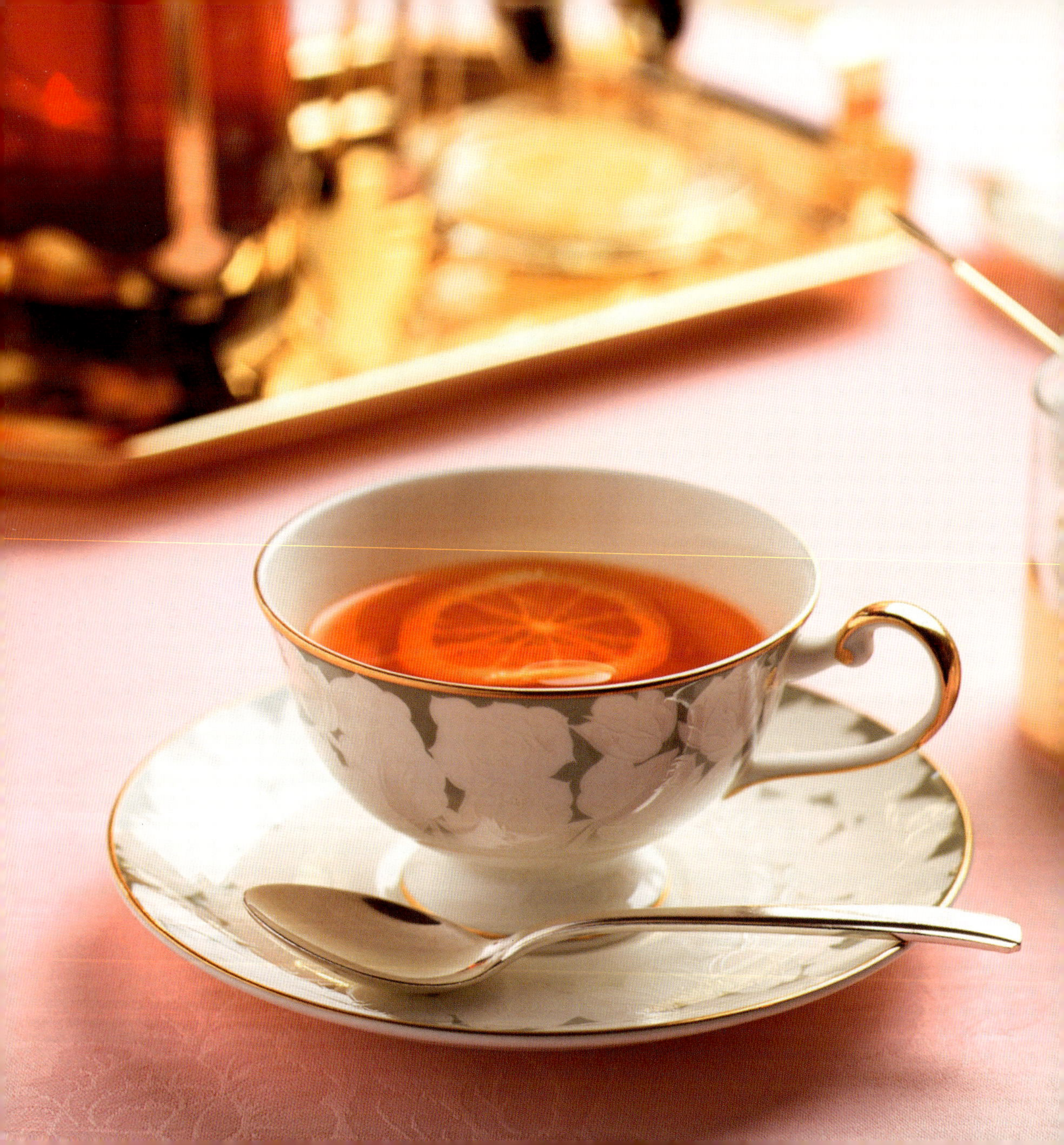

Face aux douleurs articulaires

De nouveau, nous faisons référence à des maladies, comme l'arthrose, qui sont typiques de la civilisation occidentale. Un exemple suffit pour s'en convaincre : chez les peuples qui ont pour coutume de s'asseoir au sol sur d'élégants tapis et de petits coussins, l'arthrose de la hanche est à peine connue.

De nouveau, je vais mettre en exergue les remèdes qui nous sont offerts par la nature, face aux coûteux médicaments de synthèse vendus en pharmacie. Ceux-ci, dans les cas qui nous préoccupent, ne devraient être réservés qu'aux patients dont l'arthrite évolue très rapidement et est susceptible d'affecter d'autres régions de l'organisme, lorsqu'il est impossible de la contrôler via un changement des habitudes de vie, un traitement d'acuponcture (excellente thérapie analgésique sans effet secondaire), de phytothérapie ou de balnéothérapie.

Il me faut donc encore une fois évoquer les habitudes de vie. Nous nous trouvons face à une maladie désignée en général sous le terme « rhumatisme », et qui est dans la majorité des cas de l'arthrose, soit une dégénérescence du cartilage articulaire très incapacitante et gênante pour ceux qui en souffrent. L'arthrose est la forme de maladie articulaire la plus fréquente au monde. L'âge constitue le facteur de risque le plus grand pour en être touché.

Mais le vieillissement des articulations, si fréquent de nos jours, résulte aussi du fait que nous respectons peu les principes de base de la nature. À notre régime alimentaire inadapté et à notre consommation de substances toxiques (tabac, café, alcool...) s'ajoute un grand manque d'exercice physique. Pour éviter de souffrir d'arthrose aux cervicales, au niveau lombaire, aux genoux, aux doigts ou aux hanches, il faudrait commencer par remplacer l'immobilité par le mouvement.

Bain du Dr Kneipp

Ingrédients

500 g de fleurs de foin

4 à 5 l d'eau

Mettez eau et fleurs de foin dans un grand récipient, puis faites chauffer pendant quinze minutes. Filtrez et ajoutez la décoction à l'eau de votre bain dont la température doit être environ de 39 °C. Prenez un bain pendant dix minutes, puis couchez-vous pendant une heure au minimum. Rares sont les maladies qui répondent aussi bien que les douleurs articulaires aux bains de plantes médicinales.

*Le bain de prêle aide également beaucoup : procédez de la même manière, mais en remplaçant les fleurs de foin par de la prêle (*Equisetum telmateia, E. arvense*).*

Quelques conseils judicieux

- Rendez-vous dans des stations thermales pour prendre des bains d'eaux médicinales, ou organisez votre propre balnéothérapie à la maison en versant des sels ou des infusions dans l'eau de votre bain.
- Essayez l'acuponcture. Même si vous souffrez déjà d'arthrose dégénérative, au moins, vous n'aurez pas à prendre d'anti-inflammatoires qui sont des médicaments puissants avec des effets secondaires.
- Évitez à tout prix les injections de cortisone au niveau de vos articulations : l'amélioration ressentie ne sera que temporaire et, après quelques mois, vous retrouverez votre état antérieur, ou pire, étant donné que ces injections nuisent aux ligaments et aux tendons.
- Testez un traitement aux plantes médicinales en gardant à l'esprit qu'aucun n'agit en vingt-quatre heures, qu'il faut être patient et le suivre au moins pendant quinze jours.
- Suivez des thérapies posturales douces : yoga, système Trager, tai-chi, ostéopathie ou tout autre type de manipulation par le massage.

Infusion de frêne

Ingrédients

35 g de feuilles de frêne

20 g de feuilles de groseillier

20 g de mélisse

10 g de sauge

10 g de sabline rouge

5 g de fleurs de souci

25 cl d'eau

Mélangez bien toutes les plantes indiquées, faites bouillir l'eau et versez une cuillerée à café de la préparation. Couvrez et laissez infuser pendant dix minutes, puis filtrez et sucrez à votre goût. Vous pouvez boire deux à trois tasses de cette infusion par jour.

Infusion de genévrier

Ingrédients

40 g de baies de genévrier

10 g de zeste de citron

1 l d'eau

Piquez les baies de genévrier et coupez le zeste de citron en petits morceaux. Faites bouillir l'eau, versez les ingrédients et éteignez le feu. Laissez infuser à couvert pendant une demi-heure, puis filtrez. Vous pouvez boire deux à trois tasses de cette infusion par jour.

Le saviez-vous ?

Les fruits du genévrier (*Juniperus communis*) mettent deux à trois ans à mûrir. Si vous les récoltez vous-même pour votre propre consommation, il faut que vous cueilliez ceux qui ont une belle couleur bleutée, c'est-à-dire ceux qui sont dans leur deuxième année de vie.

Décoction de haricots

Ingrédients

3 poignées de cosses sèches de haricots

1/2 l d'eau

Introduisez les cosses de haricots dans l'eau bouillante et laissez bouillir jusqu'à évaporation de la moitié de l'eau. Éteignez le feu. Lorsque l'eau atteint la température ambiante, filtrez. Buvez trois à quatre tasses de cette tisane par jour sans la réchauffer.
On reconnaît aussi aux cosses de haricots des vertus diurétiques et le pouvoir d'inhiber la formation des calculs rénaux.

Infusion de rhododendron

Ingrédients

8 g de feuilles de rhododendron

1 l d'eau

Immergez les feuilles de rhododendron dans l'eau bouillante, éteignez le feu et couvrez. Laissez infuser pendant trois minutes environ. Filtrez avec soin et sucrez à votre convenance.
Vous pouvez boire trois tasses de cette infusion par jour.

Infusion d'ortie

Ingrédients

3 cuil. à café de feuilles d'ortie

25 cl d'eau

Versez les feuilles d'ortie dans l'eau bouillante. Couvrez et laissez reposer durant dix minutes. Filtrez l'infusion et sucrez avec un peu de miel. On conseille de boire trois tasses par jour de cette tisane, en dehors des repas.

Frictions à la lavande

Ingrédients

250 g de fleurs de lavande

1 l d'alcool à 90°

Préparez une teinture avec les fleurs de lavande séchées, mais récentes, en les laissant macérer dans l'alcool pendant dix jours. Vous filtrerez ensuite le liquide obtenu. Vous pouvez l'utiliser pour lutter contre les douleurs articulaires ou juste pour stimuler la circulation sanguine.

Frictions à la rue officinale

Ingrédients

50 g de feuilles de rue fraîches

1/2 l d'huile d'olive

Écrasez les feuilles de rue officinale fraîchement cueillies – juste avant que la plante ne fleurisse. Introduisez-les ensuite dans une bouteille avec l'huile d'olive et fermez bien. Laissez macérer pendant quarante jours, puis filtrez avec une passoire aux mailles très fines. Cette huile vous permettra de faire des frictions qui soulagent la douleur.

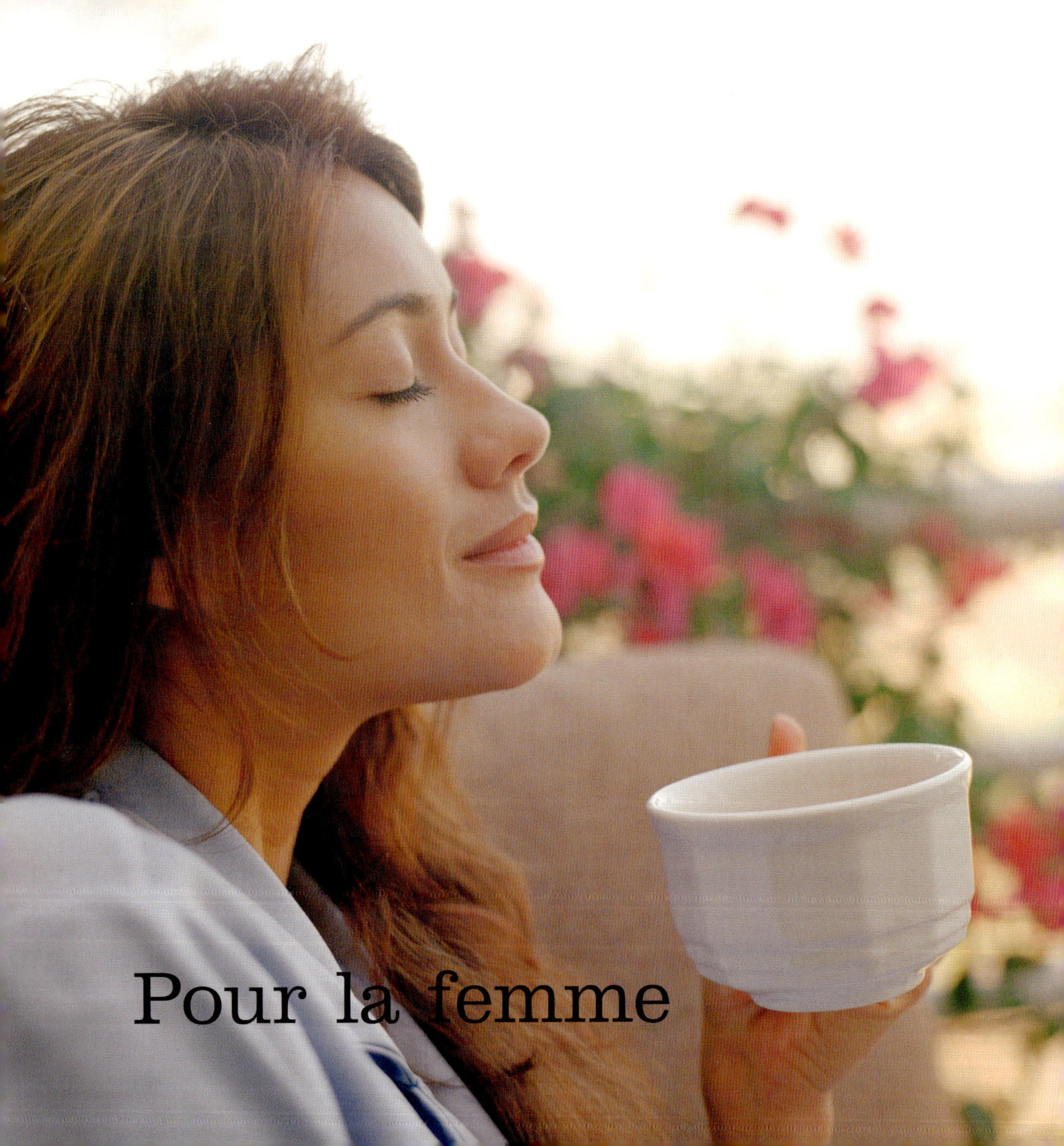

Pour la femme

Infusion de bourse-à-pasteur

Ingrédients

1 cuil. à soupe de bourse-à-pasteur

25 cl d'eau

Cette boisson est utile pour réguler le cycle menstruel chez les femmes jeunes qui souffrent de règles irrégulières. On la prépare à raison d'une cuillerée à soupe de plante pour 25 cl d'eau. Buvez trois tasses par jour en dehors des repas.

Infusion de trèfle violet

Ingrédients

1 cuil. à soupe de feuilles de trèfle violet

25 cl d'eau

Le trèfle violet (ou trèfle des prés) est une bonne source d'isoflavonoïdes. Des études récentes ont montré qu'il régulait efficacement la production hormonale et surtout qu'il réduisait les sueurs nocturnes. Il peut aussi aider à freiner la perte de masse osseuse avant et après la ménopause.

Infusion d'airelle

Ingrédients

1 cuil. à café de fleurs d'airelle

25 cl d'eau

Ajoutez l'eau bouillante sur la plante et laissez infuser pendant cinq minutes. Buvez-en trois fois par jour. L'airelle est très efficace pour prévenir et traiter les infections urinaires chez la femme.

Infusion de gattilier

Ingrédients

1 cuil. à café de gattilier

25 cl d'eau

On peut boire une tisane de la plante seule ou associée à d'autres plantes, telles que sauge, aubépine et viorne obier. Vous pouvez boire jusqu'à quatre tasses par jour.

Le saviez-vous ?

Le gattilier a un effet modulateur sur la production hormonale qui est utile pour réguler les cycles menstruels irréguliers (règles abondantes et fatigantes, douloureuses ou rares, trop en avance ou en retard). Cette plante, qui stimule la production de la progestérone en agissant sur l'hypophyse, est également un anti-œstrogène. Les remèdes fabriqués avec le gattilier sont particulièrement utiles aux femmes jeunes souffrant de règles irrégulières ou douloureuses.

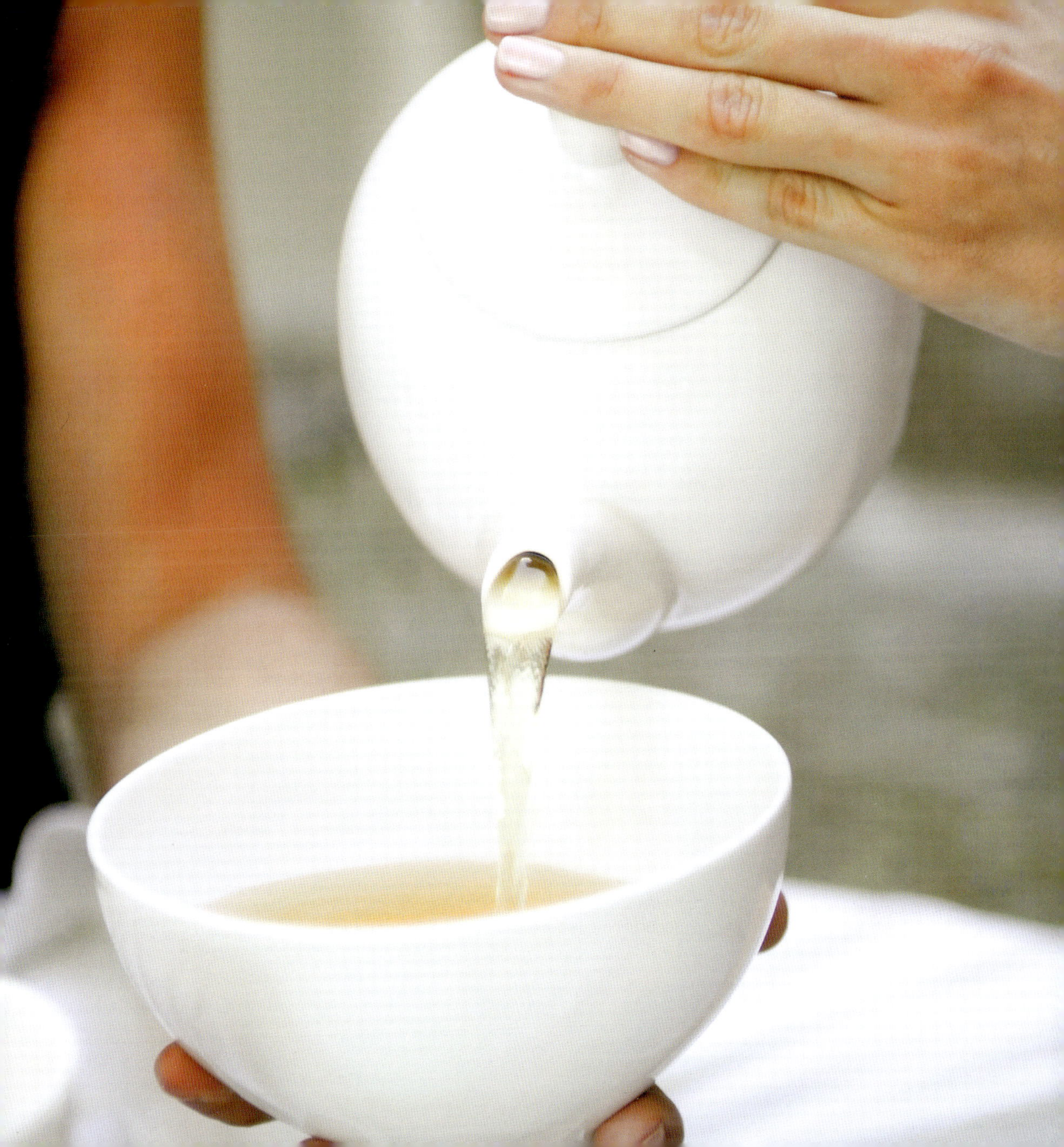

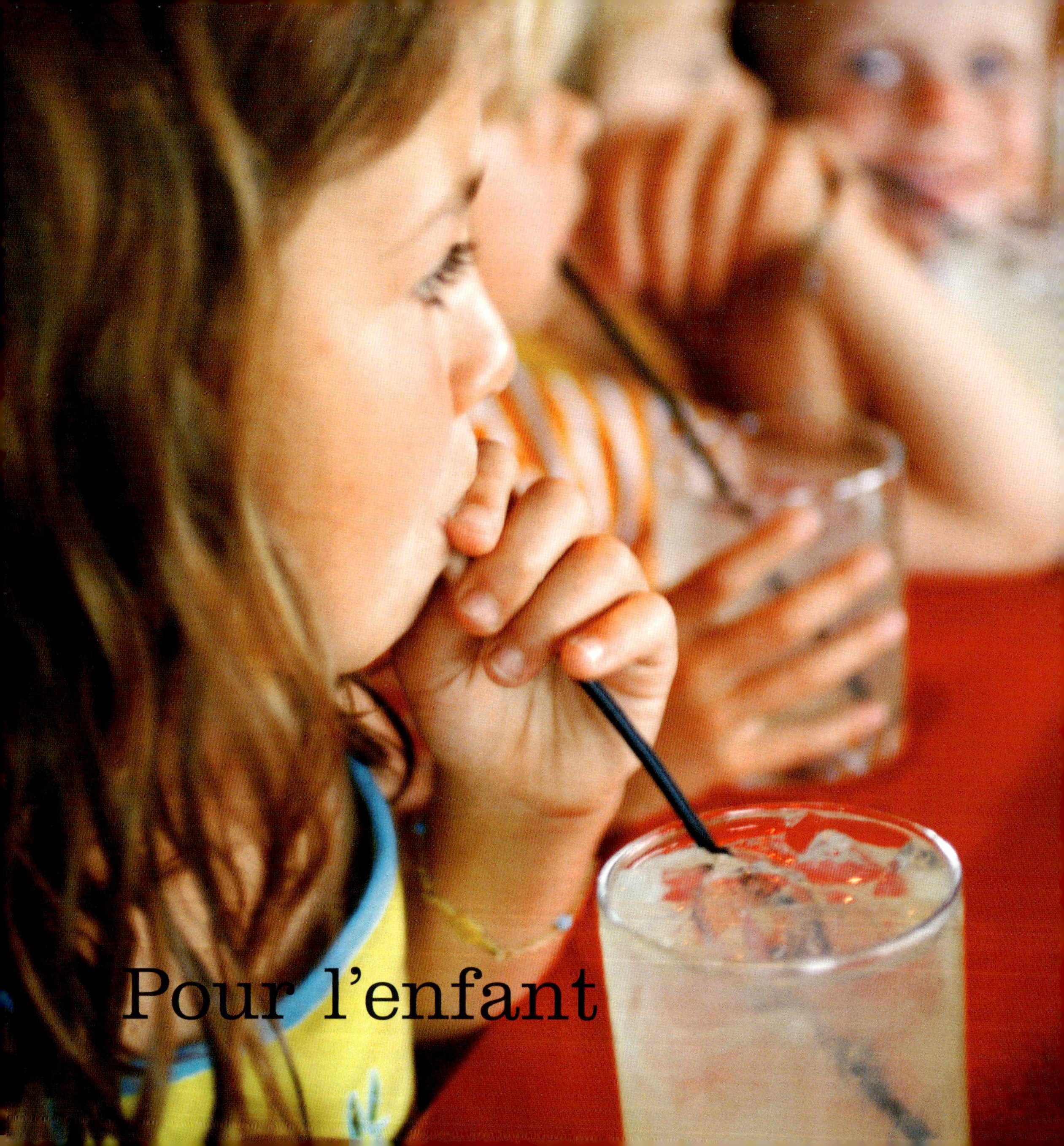

Pour l'enfant

Infusion de mauve

Ingrédients

10 g de feuilles et de fleurs de mauve

25 cl d'eau

La mauve est un remède naturel très efficace pour calmer les maux de gorge et les affections des bronches. Elle fluidifie les mucosités, apaise les angines et tout autre type de troubles respiratoires, de même que les processus grippaux. On appréciera aussi l'infusion de mauve (trois petites tasses par jour, à jeun) en cas de constipation.

Boisson rafraîchissante au fenouil et à la pomme

Ingrédients

2 pommes

1 poire

1 carotte

Feuilles de fenouil

Lavez et coupez la poire et les pommes en morceaux. Grattez et lavez la carotte. Mixez les feuilles de fenouil avec le reste des ingrédients, puis passez le jus obtenu au travers d'un chinois et servez. Les graines de fenouil ont des propriétés digestives et peuvent être consommées par les enfants.

Infusion de houblon

Ingrédients

1 cuil. à café de fleurs de houblon

25 cl d'eau

Afin d'aider un enfant à trouver le sommeil et faire que celui-ci soit réparateur pour lui permettre d'affronter la journée du lendemain avec énergie, le houblon est tout indiqué. On en prépare l'infusion avec les cônes (fruits des fleurs femelles) et de l'eau frémissante, à raison d'une cuillerée à café par verre d'eau. Laissez infuser pendant dix minutes. L'enfant boira une petite tasse de tisane une demi-heure avant le coucher. On peut aussi glisser un sachet plein de cônes séchés dans son oreiller pour qu'il inhale ainsi l'arôme de la plante : cela l'aidera à dormir.

Infusion de houblon mélangé à d'autres plantes

Ingrédients

1 cuil. à café de feuilles de mélisse

1 cuil. à café de houblon

1 cuil. à café de passiflore

25 cl d'eau

Versez l'eau bouillante sur les ingrédients indiqués que vous aurez bien mélangés auparavant, et laissez infuser pendant trois à cinq minutes. Vous pouvez sucrer l'infusion à la convenance de l'enfant avec du miel ou du sucre brun. Il peut en boire une petite tasse chaude le soir, au coucher. C'est une infusion idéale pour les enfants hyperactifs qui peuvent sans problème en boire jusqu'à trois petites tasses par jour.

Infusion de marrube blanc

Ingrédients

20 g de fleurs de marrube blanc

1 l d'eau

Le marrube blanc se consomme en infusion (deux tasses par jour) que l'on préparera avec 20 g de fleurs pour 1 l d'eau. Toutefois, les enfants peuvent ne pas en apprécier le goût amer. Une bonne solution consiste alors à verser la plante dans l'eau du bain de l'enfant : 1 kg de sommités fleuries de marrube blanc pour cinq à six litres d'eau que l'on ajoute, après avoir porté celle-ci à frémissement, à l'eau du bain. L'enfant doit rester un moment dans l'eau. On répétera l'opération pendant deux ou trois jours, jusqu'à ce que la toux commence à s'apaiser. Il est aussi possible de donner à l'enfant un sirop préparé avec le jus de la plante fraîche auquel on aura ajouté du sucre ou du miel.

De nombreux bienfaits

Les principes actifs de la plante (en particulier la marrubiine) se concentrent surtout dans les sommités fleuries, lesquelles en font un remède efficace contre les troubles respiratoires. Du fait de ses propriétés expectorantes, le marrube blanc est particulièrement indiqué dans le traitement des rhumes, bronchites, crises d'asthme aiguës, et surtout de toutes les affections respiratoires accompagnées de toux, car il fluidifie les sécrétions bronchiques.

Infusion de lavande

Ingrédients

1 cuil. à café de fleurs de lavande

25 cl d'eau

Buvez deux à trois petites tasses de cette infusion par jour, qui se prépare avec une cuillerée à café de plante pour 25 cl d'eau. C'est une bonne solution pour que l'enfant – à partir de 3 ans – ait un sommeil plus tranquille et ininterrompu.

Attention : il ne faut jamais absorber de l'huile essentielle de lavande.

Infusion de camomille

Ingrédients

1 cuil. à soupe de fleurs fraîches ou séchées de camomille

25 cl d'eau

Versez l'eau bouillante sur les fleurs et laissez reposer. L'idéal est d'absorber cette plante sous forme d'infusion et à très petites doses : deux petites tasses par jour, après les repas.

Pour les bébés

Jusque vers l'âge de quatre mois, il est fréquent que les bébés souffrent de coliques : ils font des crises de pleurs inconsolables qui durent deux ou trois heures et durant lesquelles ils se montrent agités, le visage rouge, les traits crispés et les jambes constamment tendues. Bien que cela angoisse beaucoup les parents, le bébé n'a en général pas de troubles de santé ; il a simplement du mal à digérer. Pour tenter de calmer son tout-petit, on peut avoir recours à la camomille, plante inoffensive par ailleurs – même pour les plus jeunes – et qui lui sera bénéfique.

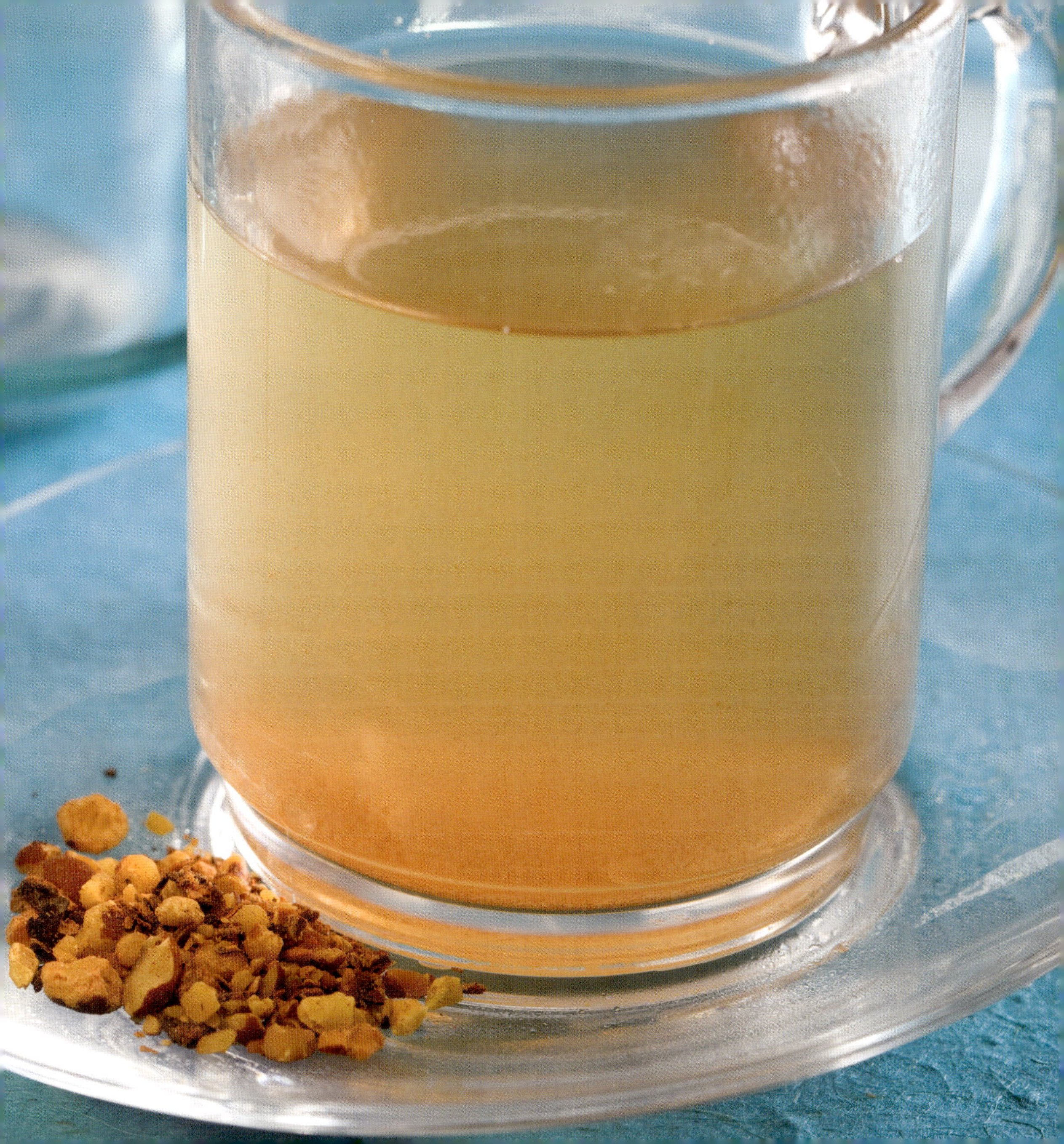

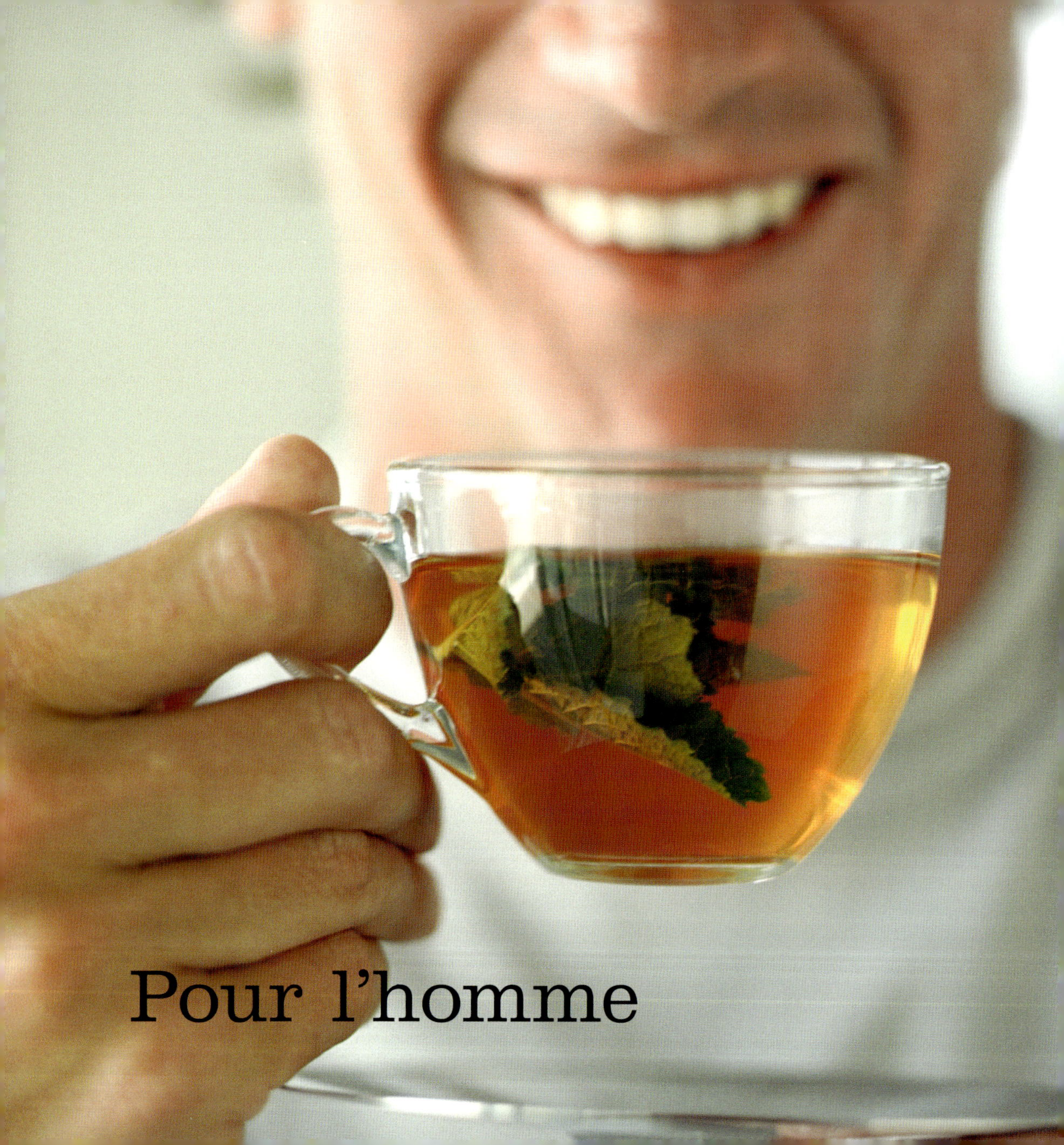

Pour l’homme

Décoction de sabal

Ingrédients

3 cuil. à café
de baies de sabal

25 cl d'eau

Faites bouillir les fruits pendant deux minutes puis couvrez pour laisser infuser durant dix minutes. Buvez un verre de cette décoction à jeun, et un autre une demi-heure avant chaque repas.

Le saviez-vous ?

Les fruits ou baies de ce petit palmier américain sont consommés depuis des centaines d'années pour leur effet tonique général sur l'appareil reproducteur masculin. Selon des études récentes, ils sont efficaces contre les troubles de la prostate, tels qu'inflammation ou hyperplasie, car ils ont la capacité de décongestionner, de désenflammer et de régénérer le tissu cellulaire qui recouvre cette glande. On doit ces effets bienfaisants aux acides gras et aux stérols que les baies contiennent : ces principes actifs ont le pouvoir de maintenir le bon fonctionnement de la testostérone, hormone masculine prédominante dans l'appareil reproducteur de l'homme.

Infusion de damiane

Ingrédients

1 cuil. à soupe de feuilles de damiane

25 cl d'eau

Préparez l'infusion dont vous prendrez une à trois tasses par jour, en veillant à ne pas en boire avant de dormir.

À noter

Cette plante à effet tonifiant et stimulant rétablit efficacement la libido, aidant l'homme à lutter contre les problèmes d'éjaculation précoce et l'impuissance. Ces propriétés sont dues à l'huile essentielle, aux glycosides cyanogéniques, aux phénols simples et aux tannins qu'elle contient.

Infusion d'aubépine

Ingrédients
1 cuil. à soupe de feuilles d'aubépine

25 cl d'eau

Cette plante est, elle aussi, une véritable alliée pour la santé cardiovasculaire, et donc pour l'homme. C'est l'une des plantes les plus efficaces pour renforcer le cœur ; elle stimule en outre l'irrigation sanguine dans les artères coronaires et y prévient la formation de caillots. Buvez une à deux tasses d'infusion de la plante sèche par jour.

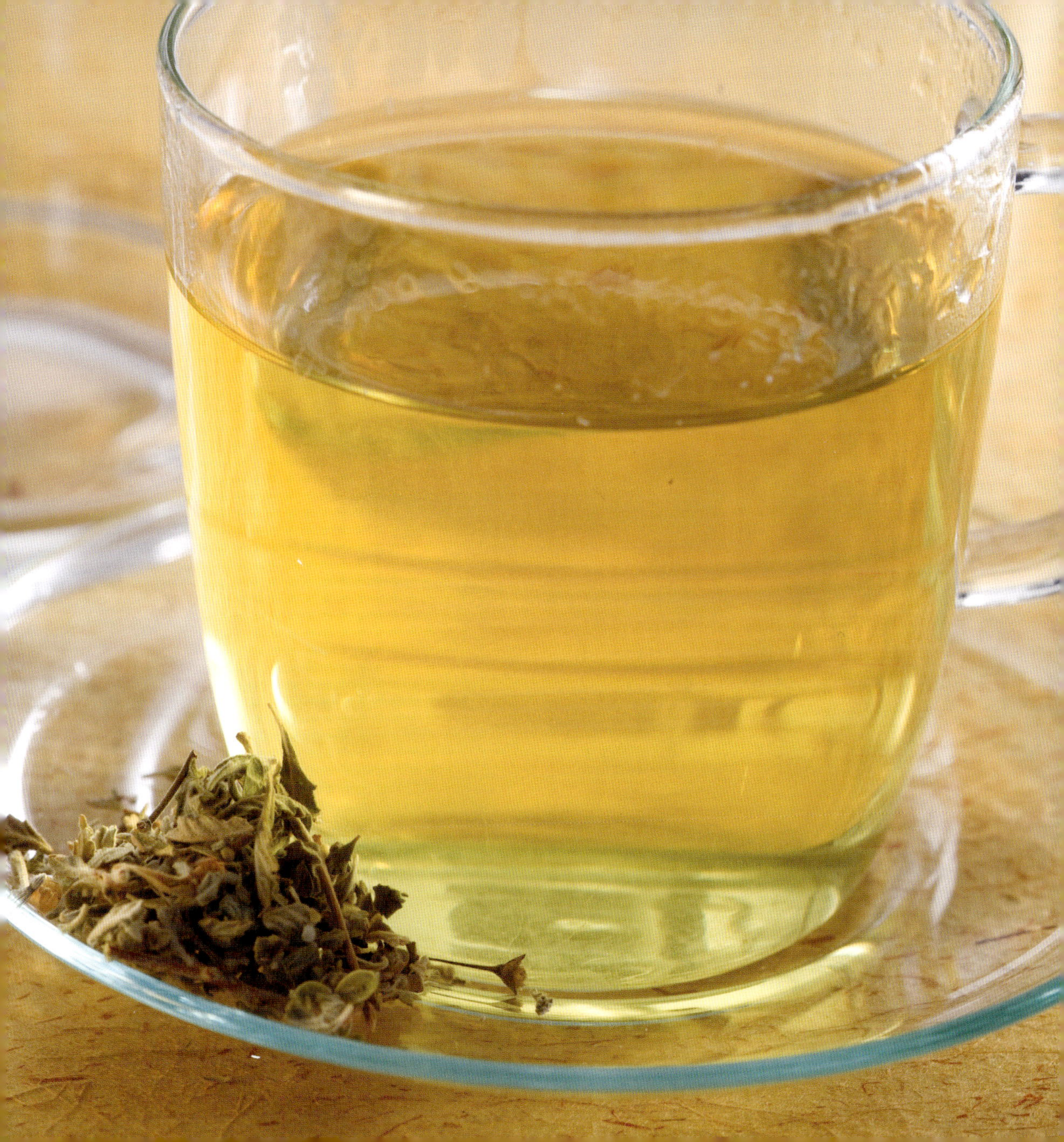

Infusion d'olivier

Ingrédients

1 cuil. à café de feuilles fraîches d'olivier

25 cl d'eau

Laissez infuser les feuilles pendant dix minutes. Pour obtenir un effet hypotenseur, on boira trois tasses par jour – ou plus – de cette tisane.

Le saviez-vous ?

Les feuilles d'olivier sont connues pour leur effet hypotenseur attribué à la présence d'oléacéine. C'est aussi à cette substance que les feuilles d'olivier doivent leurs propriétés vasodilatatrices, diurétiques, fébrifuges et antispasmodiques. En outre, les feuilles d'olivier, comme l'huile d'olive, font baisser les forts taux de cholestérol. C'est la raison pour laquelle on en recommande la consommation pour la prévention des maladies coronariennes et d'autres troubles associés à l'hypertension, comme les céphalées, les vertiges, etc. On y a aussi recours dans le traitement de problèmes circulatoires bénins.

Infusion de buchu

Ingrédients

20 g de feuilles de buchu

1 l d'eau

Versez l'eau bouillante sur les feuilles de buchu. Buvez la quantité d'infusion en trois fois, au cours de la journée.

À noter

C'est l'huile essentielle contenue dans les feuilles qui est la principale responsable de leur action antiseptique sur les voies urinaires, et qui fait du buchu un remède très efficace en cas de cystite aiguë ou d'urétrite chronique. Cette plante est particulièrement indiquée pour les hommes qui rencontrent des difficultés à uriner et des problèmes de prostate.

Infusion de safran

Ingrédients

2 g de safran

1 l d'eau

Le safran peut être absorbé sous forme de condiment dans la nourriture ou en infusion, parfois associé à de la cannelle. On en boira une à deux tasses par jour.

Le saviez-vous ?

Le safran est une épice de saveur intense à l'arôme très parfumé qui, en outre, présente des propriétés stimulantes très utiles pour combattre la fatigue nerveuse.

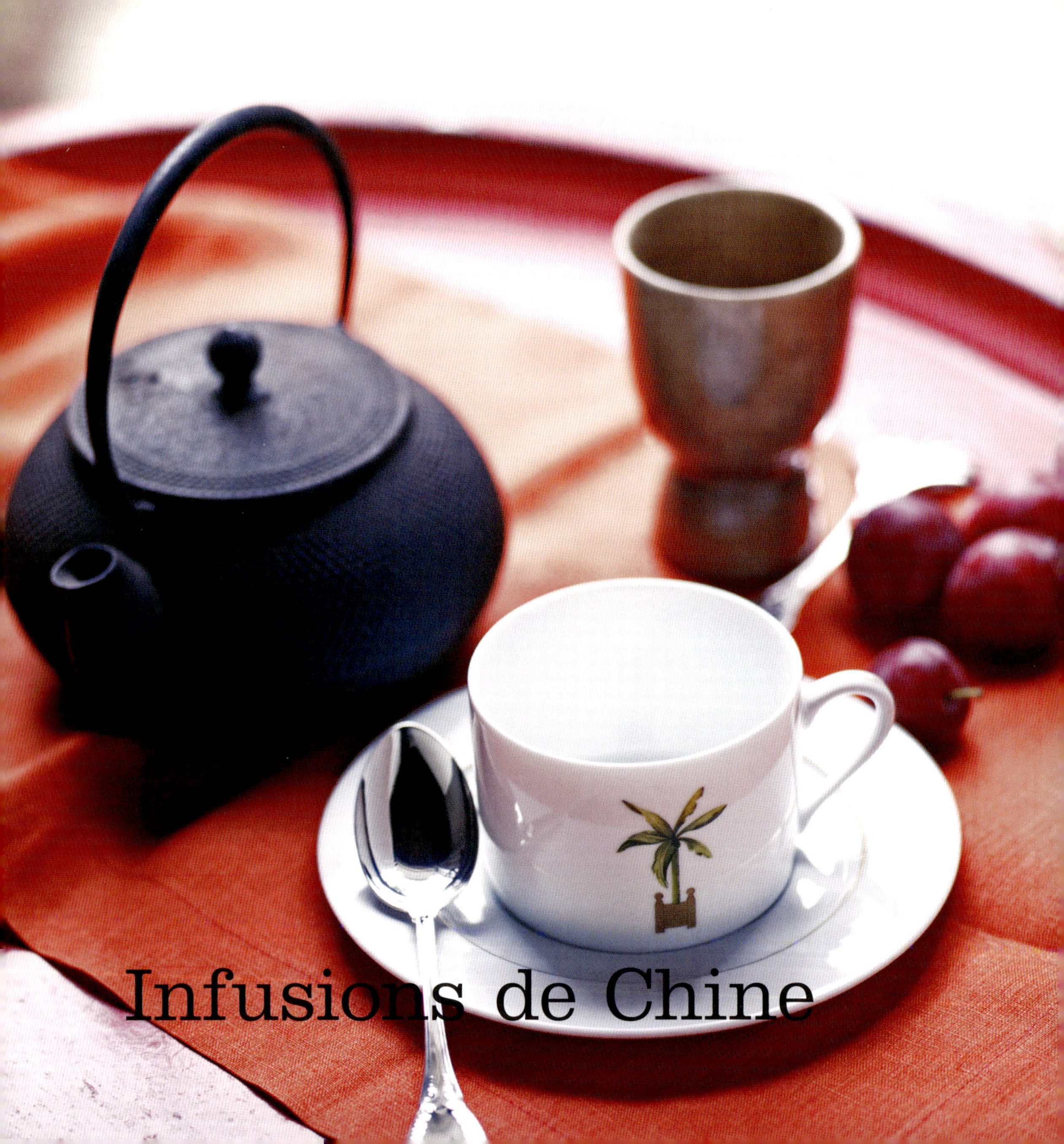

Infusions de Chine

Au fil des ans, la médecine chinoise a découvert un nombre infini de combinaisons possibles de plantes médicinales. Elle a eu recours à environ 30 000 plantes ! Une question vient naturellement à l'esprit : comment les Chinois ont-ils réussi à découvrir une quantité aussi extraordinaire de plantes médicinales et de combinaisons ? La réponse est à chercher dans l'amplitude de la population chinoise et la durée exceptionnelle de sa civilisation. Par ailleurs, dans cette culture, c'est une pratique courante que d'expérimenter les plantes médicinales. Les générations se suivant, c'est ainsi qu'ont été développées les recettes d'infusions les plus surprenantes et les plus efficaces. Les tisanes citées ci-après sont aussi anciennes, au moins, que le *Shang Han Lun*, livre vieux de 1 800 ans, qui les décrit. Leur efficacité a été démontrée par des siècles d'investigation empirique. Malheureusement, on ne trouve pas toujours facilement les ingrédients qui les composent dans nos contrées.

Soigner les maladies avec des infusions

Pour décider de la nature de l'infusion appropriée au traitement d'une maladie en particulier, il faut toujours en observer les symptômes et prendre en compte la constitution du patient ainsi que ses habitudes alimentaires.

Une infusion administrée pour lutter contre une douleur particulière doit aussi avoir un effet bienfaisant sur l'ensemble de l'organisme. C'est la raison pour laquelle les infusions médicinales orientales contiennent autant d'ingrédients : elles ne visent pas au traitement d'un seul organe, toutes les parties du corps étant en relation les unes avec les autres. Ce n'est que lorsque l'ensemble de l'organisme a recouvré son équilibre que l'on peut dire que la guérison est complète.

Les infusions ne contenant qu'un seul ingrédient ont un effet rapide et conviennent au traitement des troubles aigus, tandis que celles composées de diverses plantes sont plus lentes à agir et conviennent mieux aux cas chroniques.

Le fait de combiner des plantes médicinales est très important. Car le corps n'est pas une machine simple que l'on peut réparer morceau par morceau. Pour que le traitement soit efficace à tous les niveaux, il est nécessaire d'associer diverses plantes. Une plante mélangée à d'autres produira des effets complètement différents selon les proportions utilisées. Prenons l'exemple du thé à la cannelle qui convient au stade yang de la maladie.

Si vous augmentez de deux grammes la quantité de l'un de ses composants, la racine de pivoine de Chine, par exemple, ce ne sera plus du thé à la cannelle, mais du *Keishikashakuyakuto*, remède adapté aux personnes yin.

Certaines plantes médicinales sont très yin, tandis que d'autres sont intensément yang. On peut les mélanger pour obtenir un effet plus doux ou plus violent. En mariant une plante avec une autre, on associe les propriétés des deux, et on crée en même temps un équilibre entre leurs qualités yin et yang respectives.

Choisir une infusion

Il existe trois infusions de base correspondant aux trois principaux types humains. L'infusion de cannelle est faite pour les individus de constitution relativement délicate (yin). L'infusion de Ma Huang s'administre en général aux personnes de forte constitution (yang). Et pour les sujets au physique intermédiaire, dans l'organisme desquels ce n'est ni le yang ni le yin qui prédomine, on recommande l'infusion de racine de kudzu.

Si vous transpirez lorsque vous avez beaucoup de fièvre, vous êtes de constitution yin. Il vous est donc recommandé de boire de l'infusion de cannelle. Si vous ne transpirez jamais, même quand vous avez de la fièvre, vous devez essayer l'infusion de Ma Huang, qui est plus yin que celle à la cannelle. L'infusion de racine de kudzu, de son côté, est conseillée aux personnes qui ne transpirent pas, mais qui ne présentent pas pour autant un organisme très fort. Ces trois infusions sont très efficaces pour combattre la fièvre et le rhume.

Infusion de cannelle

Elle se prépare avec de la cannelle, de la racine de pivoine chinoise, des dattes, du gingembre et de la réglisse. Comme nous l'avons mentionné plus haut, cette tisane est recommandée aux personnes qui transpirent souvent. La transpiration, c'est un petit peu de yin face à une maladie yang : cela signifie que le corps a suffisamment d'énergie pour respirer.

La cannelle est bonne pour la peau, tant pour refermer les pores quand ils sont ouverts que pour les dilater lorsqu'ils sont trop petits. On utilise uniquement l'écorce du cannelier, jamais la racine. La qualité de la cannelle varie en fonction du sol sur lequel elle pousse, du climat et d'autres facteurs. Cette infusion n'a pas d'effets secondaires et peut donc être bue sur le long terme.

Infusion de Ma Huang

Cette infusion ne s'administre en général qu'à des personnes de forte constitution, car elle a des effets secondaires. Elle peut, par exemple, provoquer des insomnies, de l'anorexie et une transpiration excessive. Si l'un de ces symptômes apparaît, en particulier la transpiration, cela signifie que l'infusion est trop forte pour le sujet ; l'infusion de racine de kudzu conviendra probablement mieux.

Le Ma Huang, ou « éphédra chinoise », est une plante sauvage qui pousse en Mongolie. Apparemment sans feuilles, elle ressemble un peu à la prêle. On n'en utilise pas les nœuds. La partie supérieure de la plante (yin) est sudorifique, tandis que la racine (yang) prévient la transpiration.

L'infusion de Ma Huang se prépare avec des graines d'artichaut, de la cannelle, de la réglisse et du Ma Huang. Elle est destinée aux personnes de constitution yang et aux maladies yang. C'est un excellent remède contre les céphalées, l'asthme, le rhume et les mictions trop fréquentes.

Infusion de racine de kudzu

Elle se prépare avec de la racine de kudzu (puéraire), du Ma Huang, de la cannelle, des dattes, du gingembre, de la réglisse et de la racine de pivoine chinoise. Ce sont les ingrédients des infusions de Ma Huang et de cannelle, sans les graines d'artichaut, mais avec la racine de kudzu. Les graines d'artichaut sont yin, comparées au kudzu qui est une racine profonde des montagnes. L'infusion de racine de kudzu est destinée au type d'organisme le plus équilibré et est en général efficace contre toutes les maladies yang.

C'est l'infusion la plus utilisée au Japon. Elle est particulièrement adaptée aux constitutions moyennes et est efficace face à presque toutes les maladies qui apparaissent chez ce type d'organisme. Les Américains sont plus yang que les Japonais, c'est la raison pour laquelle l'infusion de Ma Huang leur convient mieux : nombre d'entre eux toussent, ont les épaules rigides et souffrent de douleurs corporelles, soit autant de symptômes yang. Le Ma Huang fonctionne très bien contre ce type de troubles spécifiques. Cela dit, on recommandera plutôt l'infusion de kudzu à ceux qui souffrent de céphalées chroniques. Le kudzu est aussi un bon allié pour l'estomac et les intestins.

Vous trouverez ci-après des recettes d'infusions chinoises. Pour les préparer, versez de l'eau chaude sur les plantes indiquées et laissez infuser à couvert entre deux et cinq minutes.

Infusion de gardénia

Ingrédients

4 g d'inchinko (espèce d'armoise)

3 g de graines de gardénia

1 g de daio (racine de rhubarbe chinoise)

Cette infusion est indiquée contre toutes les maladies du foie et de la vésicule biliaire, comme les hépatites. Elle est très efficace dans le traitement de la jaunisse. Si le patient a faim, il doit boire une soupe de légumes une demi-heure après avoir bu la tisane. Elle est aussi bonne en cas d'intoxication alimentaire, en particulier si cette dernière est due à du poisson.

Infusion de ginseng

Ingrédients

3 g de ginseng

3 g de réglisse

3 g de racine d'*Atractylis ovata* (plante aquatique – jutsu)

3 g de gingembre cuit à la vapeur

Cette infusion est indiquée pour les personnes faibles, en particulier si elles souffrent de troubles au niveau des organes digestifs (et du cœur). On y a recours contre toutes les maladies yin, de la même manière qu'à l'infusion de Bushi (aconit de Carmichael) ou à celle du Guerrier Noir, qui lui sont très semblables. L'infusion de Shigyakuto peut aussi être utilisée contre les maladies yin.

Infusion goreisan

Ingrédients

5 g de plantain d'eau (*Alisma plantago-aquatica* – takusha)

3 g de polypore en ombelle (*Grifola umbellata*, champignon – chorei)

3 g de *Pachyma cocos* (champignon – bukuryo)

3 g d'*Atractylis ovata* (plante aquatique – jutsu)

2 g de cannelle

C'est une bonne tisane contre les problèmes rénaux, les œdèmes, toutes les manifestations des maladies de l'eau, ainsi que contre les céphalées et pour les personnes yang. Si on ajoute 4 g d'inchinko à la recette, on obtient une infusion très efficace dans le traitement des troubles rénaux et hépatiques.

Infusion de goshuyu

Ingrédients

4 g de dattes

4 g de gingembre

3 g de baies d'*Evodia rutaecarpa benth* (goshuyu)

2 g de ginseng

C'est une bonne infusion contre les céphalées des personnes yin. Elle améliore aussi la circulation.

Infusion hachimigan

Ingrédients

5 g de racine de *Rehmania glutinosa libosch* (jio)

3 g de baies de *Cornus officinalis* (sanshuyu)

3 g de jinenjos, racines japonaises au goût semblable à celui de la pomme de terre (sanyaku)

3 g de plantain d'eau (*Alisma plantago-aquatica* – takusha)

3 g de *Pachyma cocos* (champignon – bukuryo)

3 g de racine de pivoine

1 g de cannelle

1 g de racine d'aconit salée, séchée et grillée (bushi)

Infusion traitant les troubles des régions inférieures de l'abdomen et du dos, les problèmes de miction (excès ou déficience), l'énurésie, les troubles vésiculaires, l'hyperplasie de la prostate, la néphrite. Elle est aussi efficace contre l'hypertension artérielle, la cataracte, la perte de libido et le diabète.

Hangebukuryoto

Ingrédients

5 g de racine de *Pinella tuberifera* (hange)

5 g de *Pachyma cocos* (champignon – bukuryo)

5 g de gingembre

C'est une excellente infusion contre les vomissements et les nausées matinales des femmes enceintes. Elle sert aussi contre les maux de gorge.

Hangebokuto

Ingrédients

6 g de racine de *Pinellia tuberifera* (hange)

5 g de *Pachyma cocos* (champignon – bukuryo)

4 g de gingembre

3 g d'écorce de magnolia

2 g de feuilles de shiso

Cette infusion agit contre l'inflammation de la gorge, les gaz gastriques et intestinaux, et toutes les maladies Qi.

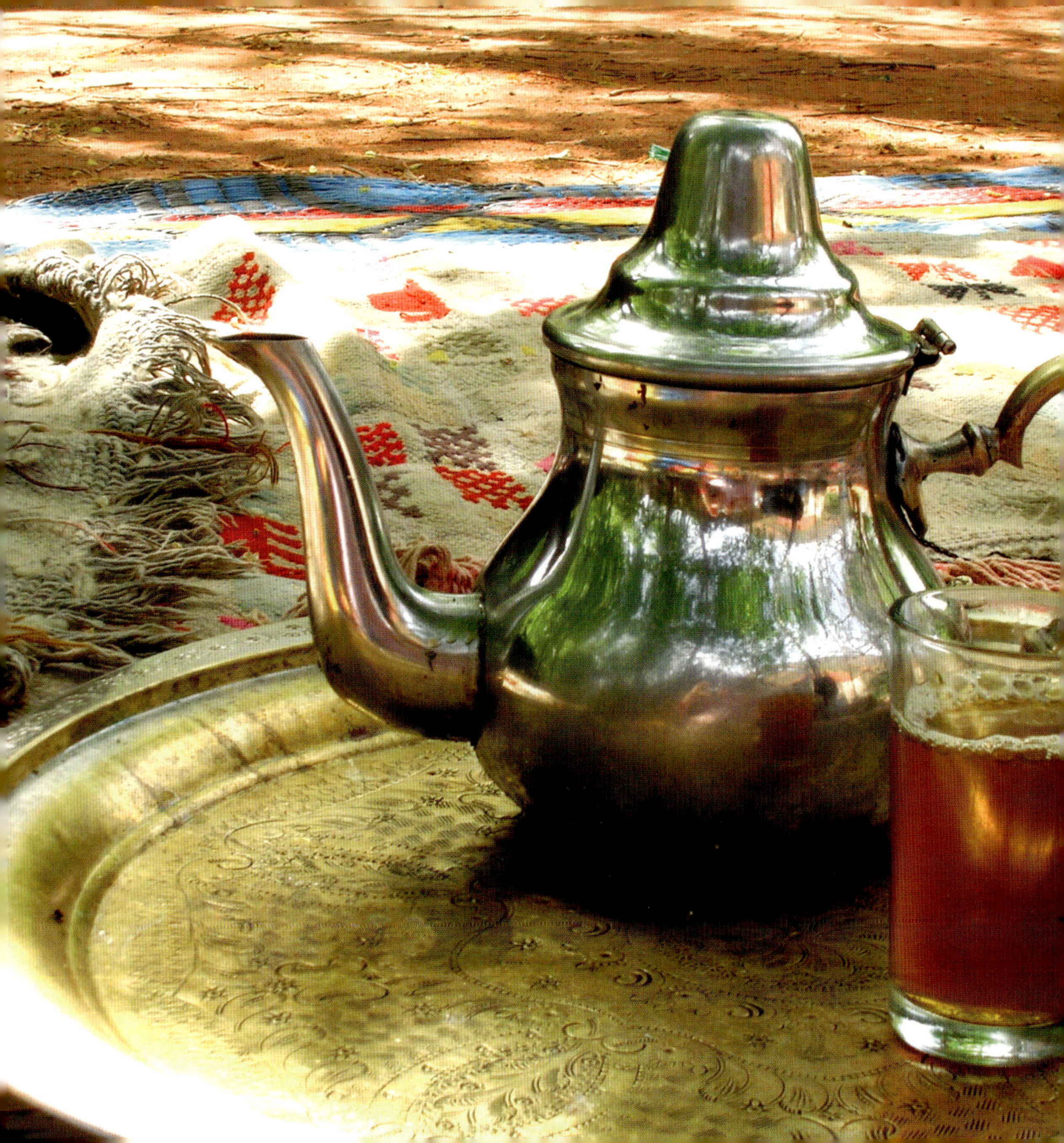

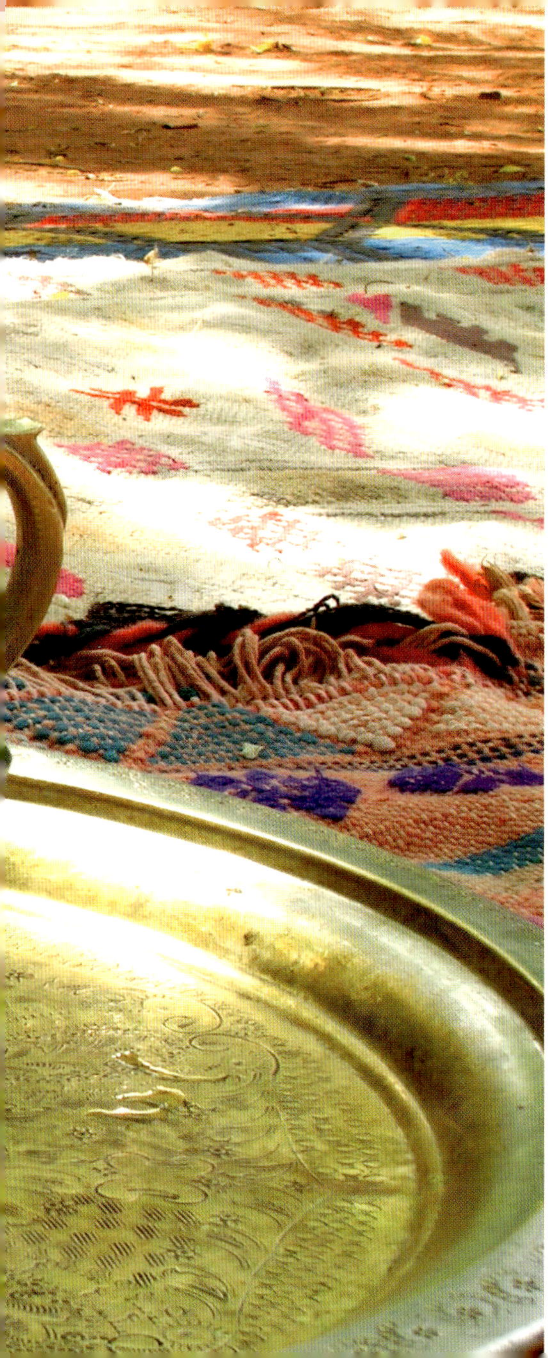

Thés

Le thé est la deuxième boisson la plus consommée au monde après l'eau. Il se prépare avec une plante de la famille des théacées du genre *Camellia* : *Camellia sinensis*. Il s'agit là de la variété chinoise. Dans le nord-est de l'Inde pousse une seconde variété, *Camellia assamica*, qui a été découverte au XIXe siècle. L'arbuste du thé possède des feuilles finement dentées et dotées de nombreuses glandes oléagineuses. Ses fleurs sont blanches et exhalent un parfum délicat.

D'où vient le thé ?

L'origine du thé est à situer dans les montagnes du sud-est de la Chine et la jungle d'Assam, où il croît à l'état sauvage et où, avant même de l'utiliser comme boisson, on s'en servait comme aliment. La médecine traditionnelle chinoise considère cette plante comme l'une de ses 50 plantes médicinales fondamentales. C'est à l'empereur Shen Nong que l'on attribue poétiquement la découverte du thé : le vent aurait apporté une feuille de thé jusqu'à sa tasse d'eau chaude. L'empereur vantait déjà les mérites de cette plante dans son traité de médecine, le *Pen-Ts'ao*, en l'an 2737 avant J.-C. Et les bouddhistes ont très vite apprécié son aide pour se maintenir éveillés lors de leurs longues méditations. Ce sont eux qui en ont propagé la consommation en Chine, au Tibet et au Japon.

Au ve siècle, on buvait du thé par plaisir dans de nombreuses régions de Chine, et à la fin du viiie siècle, le poète Lu Yu a écrit le *Cha Jing* ou *Classique du thé*, véritable précis expliquant la culture, la manière de le préparer et celle de le servir. Cet ouvrage est devenu le manuel de référence en la matière. C'est à cette époque que les moines japonais ayant étudié en Chine ont introduit le thé dans leur pays. Très vite, cette boisson y est devenue populaire à la cour, et ensuite dans toute la société.

En Europe, on a commencé à entendre parler du thé en 1559. L'Espagne et le Portugal en ont importé de petites quantités pour le vendre en tant que mets exotique. Mais ce sont les Néerlandais qui sont à l'origine du commerce qui a rendu la boisson populaire jusqu'à la moitié du xviie siècle. Il a ensuite été dominé par les Anglais pendant 150 ans, à partir du xviiie siècle, avec l'East Indian Company (Compagnie anglaise des Indes orientales), en particulier après l'introduction de la culture du thé en Inde, vers 1840, laquelle visait à mettre un terme au monopole chinois.

Mais le thé s'est démocratisé en 1826 grâce à l'Anglais John Horniman, inventeur des sachets individuels. C'est quelques années plus tard, vers la deuxième moitié du xixe siècle, que sont apparus les premiers salons de thé à Londres. Auparavant, on en buvait dans un autre type de lieux tels les cafés ou les *tea gardens* (salons de thé en extérieur), mais le thé y partageait toujours la vedette avec le café : ce n'était pas des endroits conçus expressément pour la dégustation du thé.

La première à avoir l'idée d'ouvrir un salon de thé serait une boulangère qui aurait décidé de développer son commerce en ajoutant un salon de thé à l'arrière de son magasin.

Le succès a été immédiat, car les Londoniens y ont trouvé un espace où partager le traditionnel *tea time* qui, jusque-là, avait toujours lieu dans l'intimité des maisons familiales. Rapidement, de nombreux salons ont fait leur apparition dans la capitale anglaise et dans le reste du pays. En quelques années, le phénomène s'est étendu dans de nombreuses villes européennes. Cette mode est arrivée aux États-Unis et en Amérique latine. Et de nombreux hôtels de luxe ont décidé d'en installer un dans leurs locaux.

Les pays musulmans adoptèrent le thé. Là-bas aussi, c'était une façon agréable et sûre de boire de l'eau, puisque le liquide était bouilli et agrémenté d'ingrédients bons pour la santé.

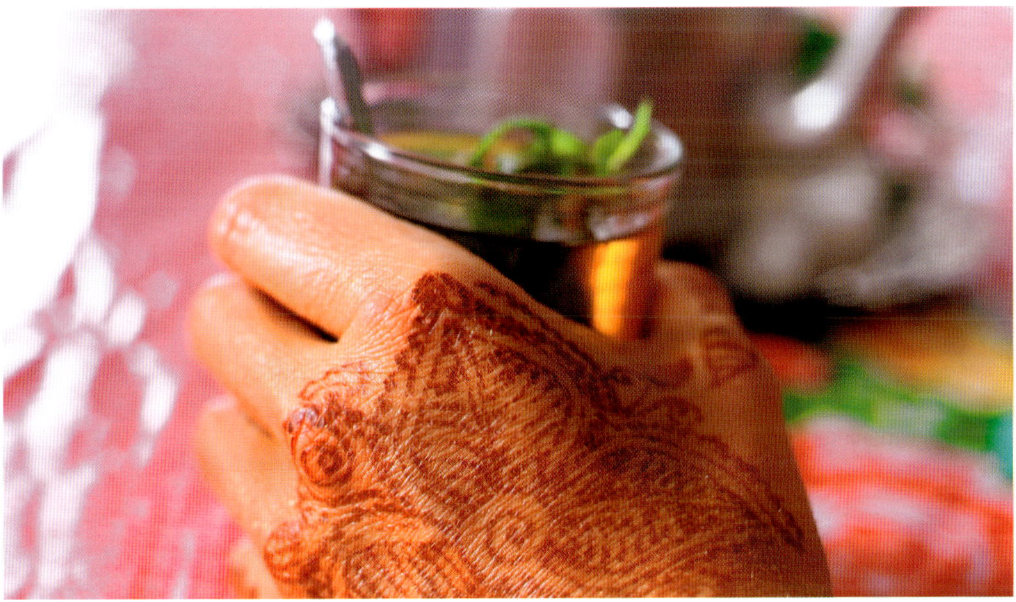

La culture du thé

Le thé a besoin de chaleur et d'humidité pour croître. On considère qu'il est de meilleure qualité lorsqu'il pousse en altitude, même si d'autres facteurs interviennent, tels que le climat, la nature de la terre, la technique de récolte et le mode de traitement ultérieur de la plante. Aujourd'hui, les principaux producteurs de thé sont la Chine et l'Inde, loin devant le Sri Lanka, le Kenya, l'Indonésie, la Turquie et le Japon. Moins de dix pays produisent du thé vert, la Chine en tête. Le Japon est un cas à part, dans la mesure où c'est le deuxième producteur mondial, mais où le pays n'exporte que 2 % de sa production, principalement vers les États-Unis. Les Japonais importent d'ailleurs du thé d'autres pays pour couvrir leur importante demande nationale.

La quasi-totalité des thés est élaborée à partir des jeunes feuilles. Lorsque l'arbuste atteint la maturité nécessaire, la récolte se fait à la main. Pour les thés de qualité supérieure, on ne cueille que la feuille la plus haute et les deux suivantes. Ensuite, les feuilles sont mises à sécher : on les étale et on les laisse se flétrir, jusqu'à ce qu'elles soient suffisamment flexibles pour être roulées sans se casser. C'est pendant ces opérations de séchage et de roulage que les feuilles vont libérer les substances qui leur donnent leur couleur et leur arôme caractéristiques.

Le rituel du thé

Au Japon

Ce magnifique rituel est né, il y a à peu près plus de mille ans, lorsque les nobles japonais ont introduit le thé dans leurs rites mondains. Il perdure aujourd'hui encore – même s'il a un peu évolué – et ses codes sont très rigoureux. Par exemple, il est interdit de parler de politique ou d'autres thèmes susceptibles de soulever une polémique ou d'incommoder. L'hôte, comme ses invités, doit aussi s'abstenir de faire les louanges de l'une des personnes présentes. En résumé, pour boire le thé, il faut un lieu paisible à la décoration modeste, dans lequel on profite de l'instant présent, au milieu d'amis agréables et tranquilles, où l'on prépare l'élixir doré avec amour et soin, et, enfin, où l'on s'adonne à la contemplation d'objets simples et beaux, ainsi qu'à la joie du silence.

Il est également important, pendant le déroulement de la cérémonie du thé, de tenir le bol dans lequel on sert l'infusion d'une certaine manière. Les Japonais ne boivent pas leur thé dans une tasse à anses, comme les Occidentaux, mais dans de petits bols décorés de motifs végétaux. Ceux-ci peuvent évoquer une branche d'arbre, une feuille ou une fleur et servent à distinguer la partie antérieure du bol de la partie postérieure.

Le côté à motif (ou simplement le plus coloré) doit toujours être dirigé vers l'hôte pendant que celui-ci prépare le thé. Ensuite, on tourne les bols de sorte qu'ils se trouvent face aux invités au moment de servir. Et lorsque les invités dégustent leur infusion, il faut de nouveau que la partie antérieure du bol regarde leur hôte. Le bol se tient toujours de la main droite et c'est avec cette même main que l'on fait pivoter son bol au cours de la cérémonie. La main gauche ne sert qu'à prendre appui. Une fois le thé dégusté, l'invité pose son bol sur la table et reste quelques instants en contemplation, le regard dirigé vers le fond de celui-ci. Le rangement des ustensiles nécessaires à la préparation du thé obéit à un curieux principe : on doit déplacer les objets légers comme s'ils étaient légers. Il semble que ce soit là l'un des secrets qui fait l'élégance de la cérémonie du thé.

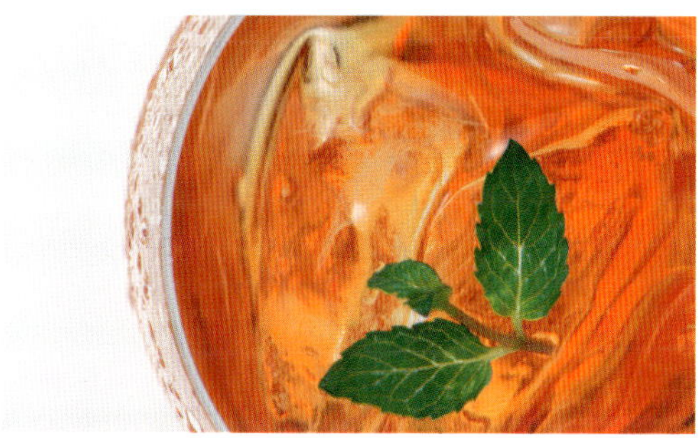

En Chine

Dans ce pays, le thé est un aliment très commun, tant et si bien que le terme chinois pour « restaurant » signifie plus exactement « maison de thé ». Suivant une ancienne coutume, beaucoup de Chinois buvaient le thé bruyamment en s'aidant d'une petite cuillère. Cela leur permettait de sentir le goût du thé dans toute sa complexité et avec toutes ses nuances. Mais aujourd'hui, cette méthode de dégustation est considérée comme un signe de mauvaise éducation et ne se pratique presque plus. Les Chinois boivent le thé à petites gorgées dans une petite tasse sans anses. Certains mangent en plus les feuilles de thé qui restent dans le fond du récipient.

En Chine, on boit du thé pour apaiser la soif et se réveiller, mais c'est aussi un acte social de premier ordre, à la base de toute conversation, qu'il s'agisse de papoter ou de discuter affaires.

Le thé est également présent dans de nombreux rituels : par exemple, lorsqu'on reçoit un invité chez soi, il est inimaginable de ne pas lui servir une tasse de thé en signe de bienvenue.

Les différents types de thé

Thé vert

On l'obtient en mettant les feuilles de thé à sécher pour en éliminer l'humidité et en empêcher la fermentation. C'est le thé le plus consommé en Chine et au Japon. Avec le thé blanc, c'est aussi celui qui a le plus de vertus thérapeutiques avérées. Son arôme est normalement plus délicat et plus herbacé. Il contient très peu de théine (similaire à la caféine) : selon la variété, entre 8 et 16 mg par tasse. En comparaison, une tasse d'expresso peut renfermer plus de 200 mg de caféine. Les variétés de thé vert les plus appréciées sont les suivantes : Bancha, Genmaicha, Gunpowder, Kokeicha, Kukicha, Matcha et Sencha.

Thé noir

Ce thé s'obtient par un processus d'oxydation. Juste après leur récolte, on étend les feuilles dans des pièces humides pour les y faire fermenter. L'opération dure entre trois et cinq heures selon la variété. Le thé prend ensuite une teinte caractéristique vert foncé ou noire. Le thé noir a un goût prononcé plus proche de celui du café. On peut le mélanger avec du lait. Sa teneur en caféine est beaucoup plus importante que celle du thé vert. Une tasse contient entre 25 et 100 mg de théine selon le degré de fermentation. Voici certaines des variétés les plus populaires : Assam, Ceylan, Darjeeling et Earl Grey.

Thé rouge

Ce terme est l'objet d'une certaine confusion. C'est ainsi que les Chinois appellent *Pu-erh*, une variété de thé qui ne croît que dans la région du Yunnan. C'est un thé vert que l'on fait fermenter pour le rendre plus foncé. Il est très utilisé aujourd'hui dans certains régimes pour ses propriétés « brûle-graisses ». Mais parfois, on parle aussi de « thé rouge » pour désigner une plante sud-africaine au goût suave et aux vertus tonifiantes et thérapeutiques : le rooibos. C'est une espèce botanique qui n'a aucun rapport avec le thé.

Thé blanc

Ce thé est produit dans quelques rares régions de Chine. Légèrement fermenté, il donne une

De nombreux bienfaits

La médecine traditionnelle chinoise considère le thé rouge comme un remède de premier ordre, excellent pour la santé et pour la perte de poids, et qui :

- Détoxique et purifie l'organisme.
- Renforce le système immunitaire.
- Calme la mauvaise humeur comme les dépressions modérées.
- Stimule les sécrétions dans les glandes digestives.
- Facilite la digestion des mets gras.
- Réduit le taux de graisse dans le sang.
- Aide en cas de surcharge pondérale provoquée par une mauvaise alimentation.
- Diminue le taux de cholestérol.
- Active le métabolisme du foie.
- Prévient les infections par son action antibactérienne sur l'organisme.

infusion très pâle. Sur certaines plantes, les feuilles semblent couvertes d'un voile blanc. Les bourgeons ne se récoltent que pendant deux jours, au printemps et seulement à la main. Il faut environ 800 000 bourgeons pour fabriquer à peine 250 g de thé ; c'est la raison de son prix très élevé. Son goût et son arôme sont plus délicats que ceux des autres thés. C'est aussi celui qui contient le moins de théine (1 mg par tasse). On l'apprécie beaucoup pour ses propriétés thérapeutiques et, en particulier, pour son pouvoir antioxydant.

Thé Oolong ou thé bleu-vert

Les thés bleu-vert sont des thés semi-fermentés. Au lieu de terminer l'oxydation, à la moitié du processus, on arrête la fermentation – au bout de deux heures – pour obtenir un thé intermédiaire entre le vert et le noir. Son goût est équilibré et sa teneur en théine se situe entre 10 et 55 mg par tasse.

Thé jaune

Les feuilles finissent de mûrir au lieu d'être mises à fermenter. Les variétés sont difficiles à trouver dans le commerce. Ce thé est dit « jaune » parce que son infusion est jaune. Son parfum est frais, son goût, entre suave et amer, et il laisse la bouche propre et sèche.

Thés aromatisés

Ces thés sont élaborés à partir de feuilles de moindre qualité. En magasin, on trouve en majorité des mélanges à base de thé noir, même s'il existe des variétés classiques à base de thé vert, comme le thé au jasmin ou le thé Japan Lime.

Une boisson très saine

Les bienfaits du thé, et en particulier du thé vert, sont nombreux. En outre, la grande longévité des personnes vivant dans certaines régions de Chine et du Japon semble directement liée à la consommation de thé. Celui-ci, lorsqu'il n'est pas sucré, ne contient ni calories, ni protéines, ni lipides, ni glucides. Voici résumées en dix points les propriétés de cet allié naturel de la beauté et de la santé :

- Il freine le vieillissement grâce aux polyphénols et notamment aux catéchines qu'il contient, en particulier concernant le thé vert. Leur action antioxydante est vingt fois plus puissante que celle de la vitamine E.
- Il protège contre le cancer : on pense que les tannins et les catéchines protègent les cellules des processus de détérioration qui les atteignent.
- Il maintient le taux de cholestérol : les catéchines du thé vert contrôlent ainsi l'excès de mauvais cholestérol dans le sang.
- Il combat l'hypertension : les catéchines naturelles du thé vert, auxquelles s'ajoute une forte teneur en vitamine E, réduisent la tension artérielle.
- Il prévient les maladies cardiovasculaires en apportant de la vitamine E à ceux qui le boivent.
- Il stimule le système immunitaire : le thé vert renforce efficacement l'organisme grâce aux vertus de l'épigallocatéchine gallate (EGCg) qui stimule la production de lymphocytes B et T, les petites cellules qui sont au centre de notre système immunitaire.
- Il protège contre la grippe : les catéchines, dont la théaflavine, agissent efficacement contre le virus de la grippe. Il est donc recommandé aux personnes âgées de boire du thé.
- Il tonifie le corps et l'esprit : c'est un stimulant doux, beaucoup plus inoffensif que le café, qui redonne pourtant de l'énergie à tout l'organisme, réduit le besoin de sommeil et favorise les activités intellectuelles.
- Il atténue les maladies de la peau : le thé vert, en bains comme en applications sous forme de compresses, est efficace pour traiter le pied d'athlète et beaucoup d'autres affections cutanées.
- Il prévient les caries : les théaflavines du thé noir aident à freiner l'activité d'une bactérie appelée *Streptococcus mutans* et qui est responsable des caries. Les catéchines du thé vert ont le même

effet et empêchent, en outre, les bactéries d'adhérer aux dents.

Comment le préparer ?

La théière

Les experts insistent sur le fait qu'il ne faut jamais en laver l'intérieur. Contentez-vous de la passer sous l'eau et de la laisser sécher. Sinon, le savon détériorerait la fine pellicule qui se forme à l'intérieur de la théière (l'un des secrets des bonnes théières) et pourrait en outre laisser des résidus chimiques qui contamineraient le goût de l'infusion. De même, il est déterminant de n'utiliser sa théière que pour le thé, exclusivement. Les gourmets vont jusqu'à recommander de posséder trois théières différentes : une pour les thés classiques, une pour les thés fumés et une autre pour les thés aromatisés. Les plus appréciées sont les théières en terre non émaillée, puis viennent celles en porcelaine, en verre ou en céramique vernie.

Les tasses

Le mieux est d'opter pour des tasses en porcelaine blanche ou pour des verres transparents comme ceux que l'on utilise dans les pays arabes pour boire le thé à la menthe.

L'eau

On recommande de n'utiliser que de l'eau minérale pour que les feuilles de thé puissent développer toutes leurs nuances. Les eaux qui conviennent le mieux sont celles qui sont légères et pauvres en minéraux. On évitera l'eau du robinet qui a un goût de chlore.

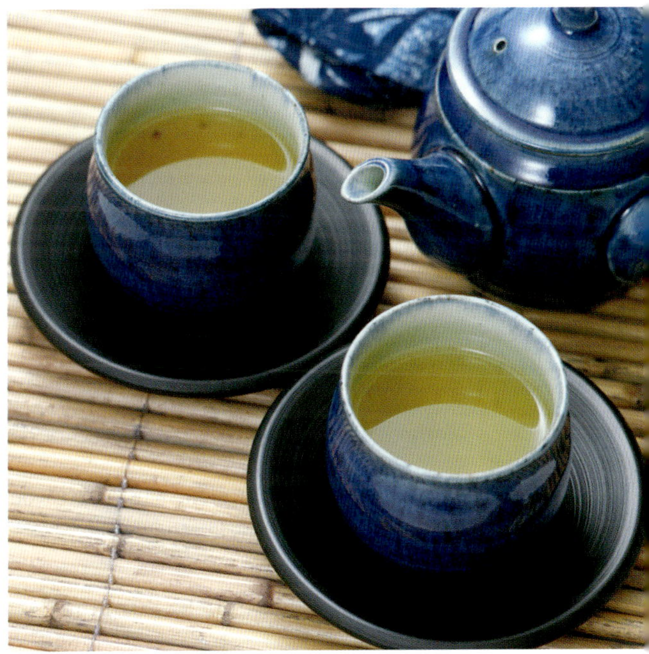

Pas à pas

- Faites chauffer votre théière : il suffit de la remplir d'eau chaude, puis de la vider avant d'y introduire le thé. C'est une opération essentielle qui permet aux feuilles de thé de se réchauffer pour libérer ensuite tout leur arôme pendant l'infusion.
- Versez une cuillerée à café rase de thé par tasse et une pour la théière. Puis fermez immédiatement celle-ci et laissez reposer le thé à l'intérieur pendant environ trois minutes. Le filtre le mieux adapté est un filtre en tissu.
- Faites chauffer l'eau et, quand elle frémit, versez-la dans votre théière. Si elle a déjà bouilli, attendez que les bulles disparaissent avant de remplir cette dernière.
- Laissez infuser entre deux et cinq minutes : si vous ne laissez reposer que deux minutes, vous obtiendrez une infusion plus stimulante, au goût léger et aromatique. En revanche, si vous laissez reposer le thé cinq minutes, elle sera amère (astringente) et aura une teneur moindre en théine ; cette dernière se dissout en effet au cours de la première minute, même si son effet dure plus longtemps.
- Remplissez les tasses en deux étapes : dans un premier temps, versez un peu de thé dans chaque tasse et, dans un second temps, remplissez-les toutes presque jusqu'au bord. De cette manière, chaque tasse aura un thé de qualité et de saveur identique.

Faire un thé déthéiné

Bien qu'on vende du thé déthéiné, si on ne dispose que de thé normal chez soi, il est possible d'en éliminer la théine de la manière suivante :

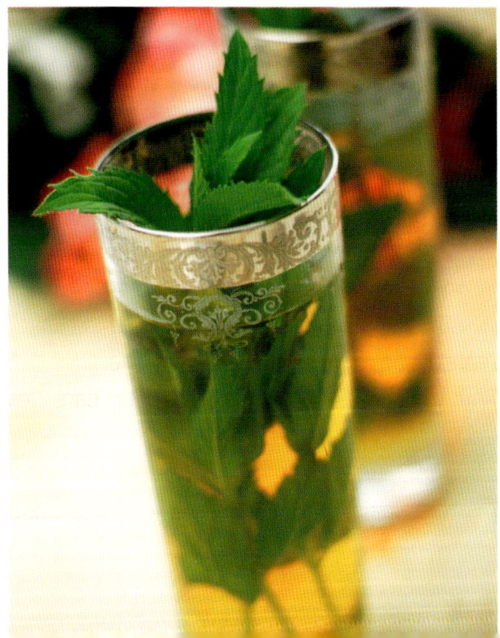

il faut faire chauffer le double d'eau. On fera une première infusion d'une minute que l'on jettera, puis on en fera une deuxième, avec les mêmes feuilles, que l'on boira.

Comment conserver le thé

Les ennemis du thé sont l'air, la lumière et l'humidité. C'est la raison pour laquelle on conservera le thé dans un récipient tel qu'une boîte en métal ou un pot en céramique qui ferme hermétiquement. On évitera le verre puisque la lumière détériore les feuilles. Il faut garder le thé dans un endroit propre, sec, sans odeurs et loin des autres aliments. Ce sont les conditions optimales pour le conserver jusqu'à deux ans.

Ne jamais réutiliser le thé

Le thé supporte très mal d'être réchauffé. En plus de perdre ses vertus antioxydantes, lorsqu'on le laisse refroidir et qu'on le réchauffe ensuite, il se transforme en une boisson complètement différente, presque sans goût et sans arôme.

Pour éviter ce problème, il existe dans les boutiques spécialisées des supports à théières dans lesquels on peut glisser une petite bougie plate qui maintient l'infusion à une température constante. Quoi qu'il en soit, il faut toujours préparer son thé au moment où on va le boire. Pour une personne seule ou un couple, il est préférable d'utiliser une théière d'un demi-litre et de préparer une autre infusion fraîche une fois la première terminée.

Comment contrôler la teneur en théine

Il est possible de réguler la teneur en théine au moment de préparer le thé. En jouant sur la durée du temps de repos, vous pouvez déterminer combien votre thé sera stimulant. Étant donné que la théine (comme la caféine) est une substance qui se dissout bien dans l'eau chaude, si vous laissez infuser pendant une ou deux minutes, l'eau de votre thé affichera rapidement une forte concentration de théine pure qui sera vite absorbée par l'organisme.

En revanche, si vous laissez reposer votre infusion plus longtemps, entre quatre et dix minutes, l'arôme de votre thé sera plus fort, mais la théine aura moins d'effet direct sur votre organisme. Ce phénomène est dû au fait que les tannins du thé auront eu le temps de se dissoudre à leur tour dans l'eau, or ils retardent l'absorption intestinale de la théine.

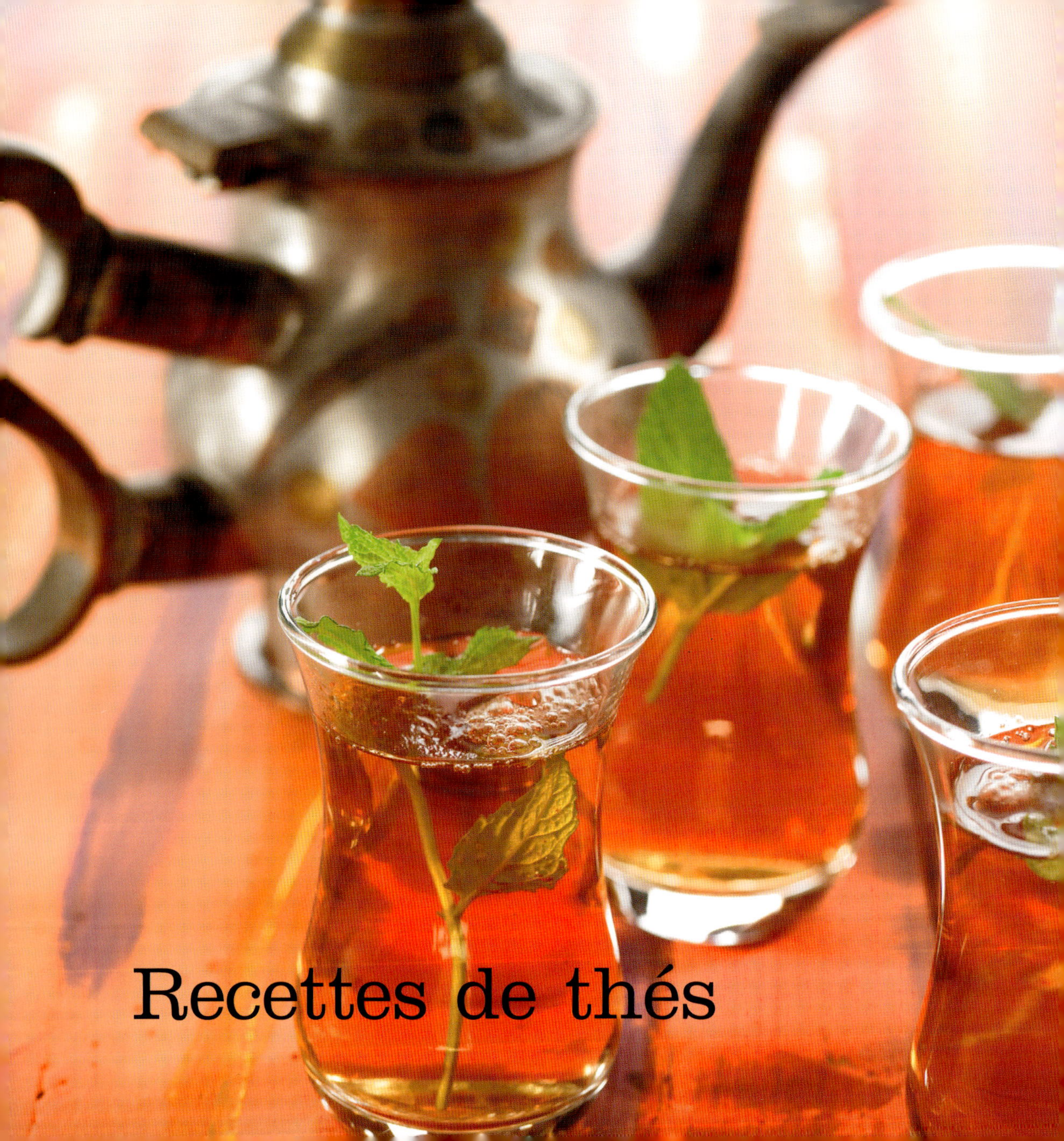

Recettes de thés

Thé vert à la marocaine

Ingrédients

4 cuil. à soupe de thé vert

Feuilles de menthe

Sucre complet

1 l d'eau minérale

Faites bouillir l'eau avec les feuilles de thé vert. Laissez infuser pendant cinq minutes et filtrez. Placez les feuilles de menthe dans des tasses ou des verres transparents. Il suffit de deux à trois feuilles par personne. Sucrez à votre convenance.

Ce thé est la boisson nationale des Marocains. La cérémonie du thé est une des coutumes les plus enracinées de ce pays maghrébin, même si ce n'est qu'au XVIIIe siècle que l'infusion a été introduite dans la région par les Anglais. On la prépare avec n'importe quel thé vert et il est courant de beaucoup la sucrer.

Thé fleuri à l'orange

Ingrédients

60 g de zeste d'orange

50 g de thé au jasmin

40 g de pétales de fleurs d'oranger

20 g de fleurs de mauve

1 l d'eau

Mettez les fleurs et le thé dans une boule à thé ou un filtre de ce type, et placez le tout à l'intérieur de la théière que vous aurez préalablement réchauffée. Ajoutez le zeste d'orange amère bien lavée. Versez par-dessus l'eau bouillante et laissez infuser durant cinq minutes. Retirez la boule à thé et le zeste d'orange et servez. Cette infusion aromatique et parfumée ne manquera pas de vous apporter beaucoup de plaisir.

Thé aux chrysanthèmes

Ingrédients

Quelques feuilles de thé vert

20 fleurs de chrysanthème blanc

1 l d'eau

Lavez et mettez les fleurs dans une casserole, puis ajoutez les feuilles de thé vert. Faites bouillir l'eau et versez-la sur les ingrédients. Laissez reposer entre deux et trois minutes.

Thé vert oriental

Ingrédients

1 cuil. à café de thé vert

1 gousse de vanille

1 cuil. à café de sucre complet

Le zeste d'un citron et d'une orange bio

Noix de muscade

Jus de citron et d'orange

Feuilles de menthe

25 cl d'eau

Mettez le thé au fond de la théière avec le zeste du citron et de l'orange bien lavés, un peu de noix de muscade, le sucre complet et la gousse de vanille. Faites bouillir l'eau et versez-la par-dessus tout de suite après. Laissez infuser pendant trois minutes. Au moment de servir, ajoutez un peu de jus de citron et d'orange, ainsi qu'une ou plusieurs feuilles de menthe. Ce thé est un excellent remède quand on se sent faible sous l'effet d'une grippe.

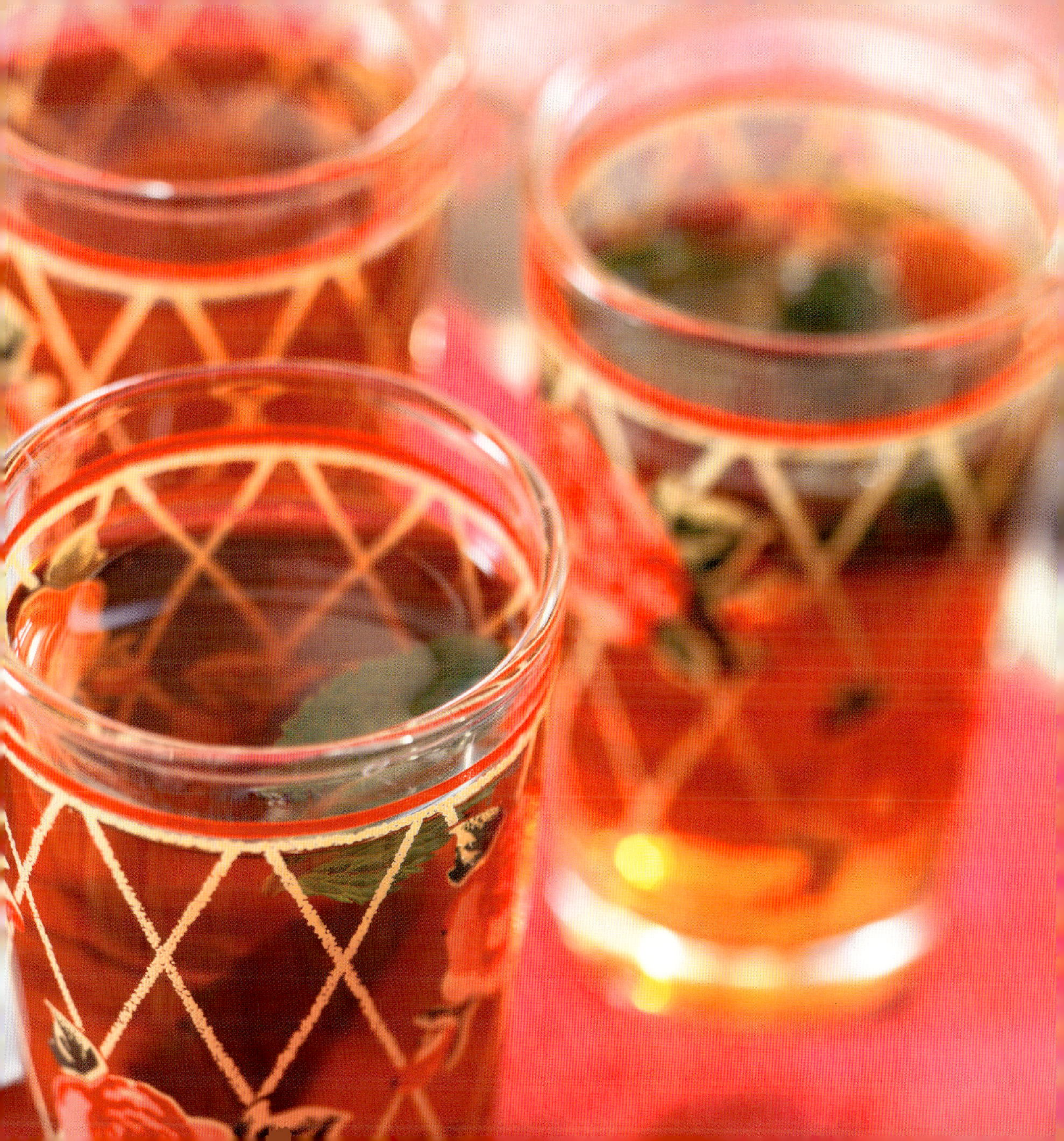

Thé vert aux épices

Ingrédients

6 sachets de thé vert

25 cl de jus d'orange

25 cl de jus d'ananas

1 cuil. à soupe de sucre brun

2 cuil. à café de miel

1 cuil. à soupe de piment de la Jamaïque

1 petite cuil. à soupe de clous de girofle pulvérisés

2 bâtonnets de cannelle

1 pincée de vanille en poudre

Rondelles d'orange

75 cl d'eau

Placez les sachets de thé dans l'eau bouillante. Retirez-les au bout de cinq minutes et ajoutez le reste des ingrédients, à l'exception de la cannelle. Faites chauffer à feu doux pendant deux heures. Vous pouvez remuer la tisane à l'aide des bâtonnets de cannelle, mais pas trop, pour que leur arôme ne s'imprègne pas en excès dans la décoction. Servez chaud avec une rondelle d'orange par personne.

Cette boisson est énergétique et revitalisante pour les froides journées d'hiver, les effets bienfaisants du thé s'ajoutant à ceux des jus et des épices. C'est une recette très exotique.

Le saviez-vous ?

L'arôme des épices est le meilleur indicateur de leur qualité. Il faut toujours les conserver dans des récipients hermétiques et foncés, pour éviter que l'air et la lumière ne les détériorent et ne leur fassent perdre rapidement leurs propriétés. Bien conservées, les épices gardent parfaitement et durablement toutes leurs qualités.

Thé asiatique

Ingrédients

6 cuil. à café de thé noir

6 gousses de cardamome

1,5 cuil. à café de graines de fenouil

75 cl de lait

Sucre ou miel

1,5 l d'eau

Mettez l'eau, le thé, la cardamome et les graines de fenouil dans une casserole et faites chauffer à feu doux pendant trois minutes. Ajoutez le lait et laissez reposer deux minutes. Filtrez et ajoutez miel ou sucre à votre convenance.

Thé à la coréenne

Ingrédients

1 l d'infusion de thé de Chine ou de Corée

1 sachet de ginseng en poudre

2 à 3 dattes sèches

Quelques pignons

Sucre de canne

Préparez le thé avec le sachet de ginseng et les dattes sèches. Sucrez à votre goût et servez avec quelques pignons dans chaque tasse ou verre.

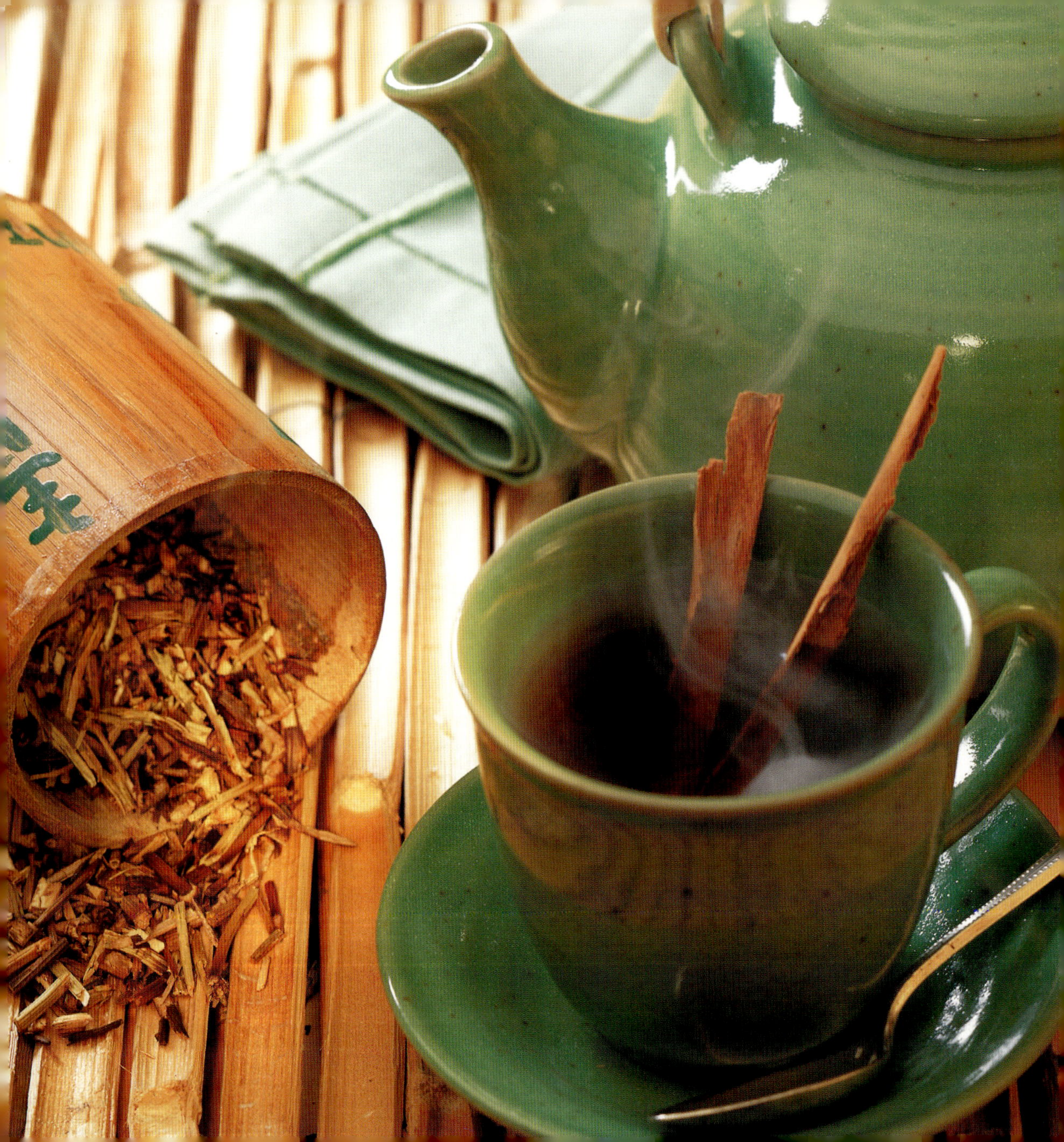

Thé à la cannelle

Ingrédients

2 cuil. à café de thé noir

1/2 bâtonnet de cannelle

1 morceau de zeste de pomelo

25 cl d'eau

Placez le thé dans une théière chaude, ajoutez la cannelle et le morceau de zeste de pomelo bien lavé. Versez ensuite l'eau bouillante sur les ingrédients et laissez infuser pendant quatre minutes.

Thé flambé

Ingrédients

1/2 l de thé noir léger

1 grand verre de rhum brun

1/4 du zeste d'une orange

Le jus d'un demi-citron

1/2 gousse de vanille

1 clou de girofle

1 pointe de cannelle

Sucre de canne ou miel

Dans un bol, versez deux cuillerées à soupe de rhum, la demi-gousse de vanille coupée en morceaux, le clou de girofle, la cannelle et le zeste d'orange. Laissez mariner pendant une heure, puis filtrez. Dans un autre bol, mélangez le thé bouillant et le jus de citron au liquide filtré. Sucrez, ajoutez le reste du rhum et faites flamber. Servez immédiatement.

Thé pomme – cannelle

Ingrédients

4 sachets de thé vert

1 l de jus de pomme

6 bâtonnets de cannelle

3 pincées de vanille

Le zeste d'une orange ou d'un citron coupé en lanières

Faites bouillir le jus de pomme. Placez les sachets de thé dans une théière et préparez l'infusion avec le jus. Laissez reposer de deux à trois minutes. Placez les lanières de zeste d'agrume dans un verre. Puis versez le thé chaud avec la cannelle et la vanille.

Thé à la menthe

Ingrédients

5 feuilles de menthe

3 pétales de rose

2 pincées de thé noir (facultatif)

25 cl d'eau

Faites chauffer l'eau et, lorsqu'elle est frémissante, versez-la dans une théière en terre dans laquelle vous avez préalablement introduit les différents ingrédients. Couvrez et laissez infuser pendant trois minutes. Filtrez l'infusion et ajoutez miel ou sucre à votre convenance.

À noter

Outre pour le très célèbre thé à la menthe que l'on aime tant dans les pays arabes, on peut utiliser la menthe pour assaisonner salades et légumes. C'est délicieux avec les fèves. En petites quantités, elle se marie très bien avec presque toutes les herbes et épices de cuisine.

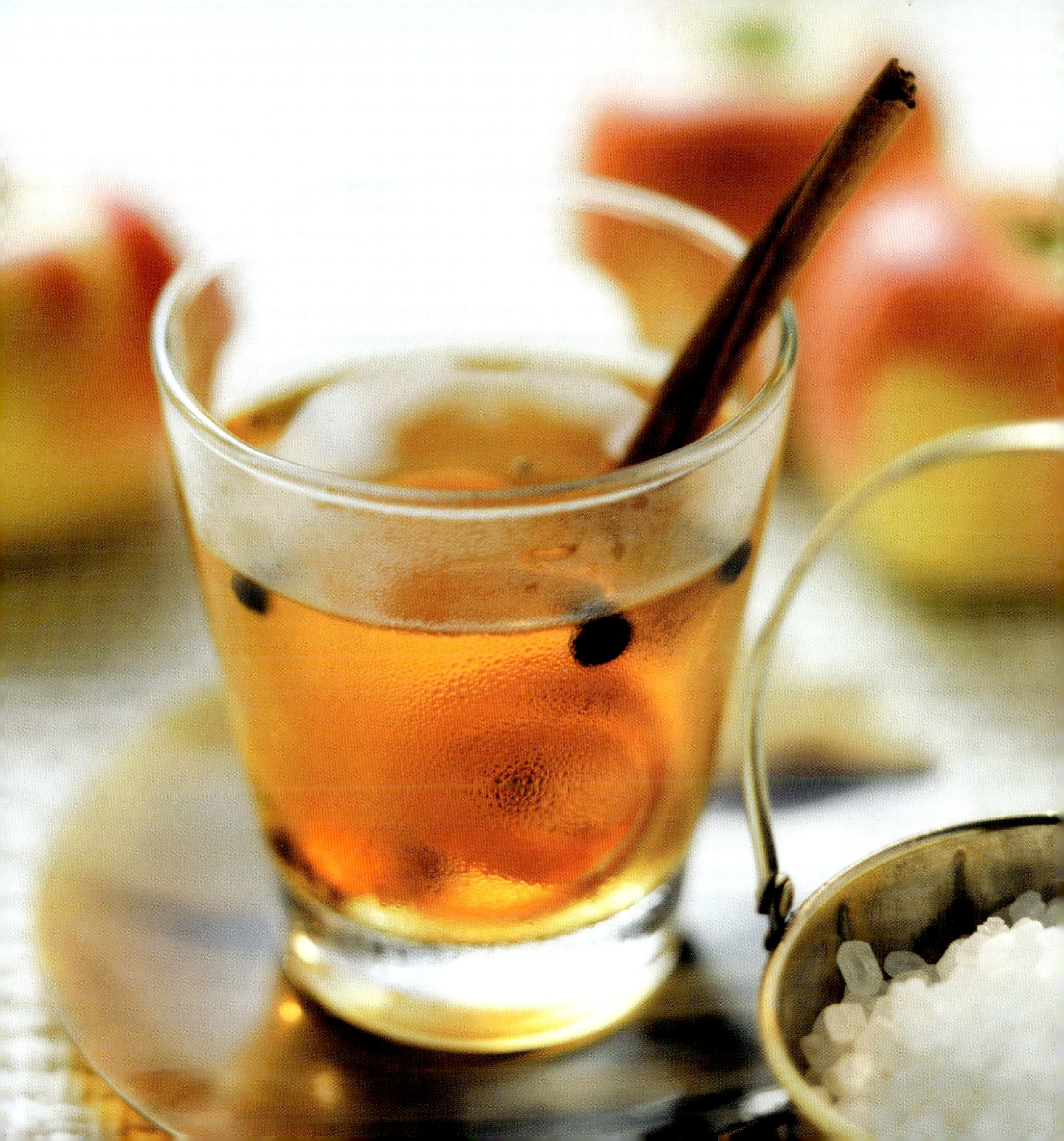

Thé à la persane

Ingrédients

1 l de lait

2 cuil. à soupe rases de thé noir

Sucre de canne ou miel

Placez le thé sec dans un récipient. Faites bouillir le lait, puis versez-le sur le thé. Laissez infuser pendant cinq minutes. Sucrez à votre goût et servez.

Massala chaï

Ingrédients

2 cuil. à soupe de thé noir

1 cul. à soupe de cardamome

2 cuil. à soupe de cannelle

2 cuil. à café de clous de girofle pulvérisés

Sucre complet

1 l d'eau minérale

Mélangez thé et épices dans un bol. Faites bouillir l'eau et ajoutez la préparation. Au premier bouillon, éteignez le feu et couvrez. Laissez reposer pendant cinq minutes, filtrez et sucrez à votre goût. Laissez reposer encore sept minutes avant de servir.

Ce thé se caractérise par la grande variété d'épices qu'il renferme. Néanmoins, cette recette n'est pas la plus épicée qui existe.

Thé au citron épicé

Ingrédients

2 cuil. à soupe de thé Earl Grey

1 cuil. à café de clous de girofle pulvérisés

2 bâtonnets de cannelle

Le jus d'un demi-citron

Lait

Sucre complet

1 l d'eau

Faites bouillir l'eau avec le thé pendant cinq minutes, éteignez le feu et ajoutez les clous de girofle. Filtrez l'infusion et versez dedans le jus de citron, puis un peu de lait à votre convenance. Pour terminer, ajoutez les bâtonnets de cannelle et sucrez.

Thé au lait d'amande

Ingrédients

2 cuil. à soupe de thé Assam ou Darjeeling

50 cl de lait d'amande

Sucre complet

1 l d'eau minérale

Faites bouillir l'eau avec le thé, laissez reposer pendant cinq minutes et filtrez. Ajoutez le lait d'amande et sucrez à votre goût.

Chaï hight

Ingrédients

3 rondelles de gingembre

6 clous de girofle

1/2 cuil. à café de graines de coriandre

1 bâtonnet de cannelle

3 grains de poivre noir

1/4 de cuil. à café de graines d'anis

2,5 cuil. à soupe de feuilles de thé noir

2 cuil. à soupe de miel

25 cl de lait

75 cl d'eau chaude

Faites chauffer tous les ingrédients dans une poêle couverte pendant cinq à dix minutes, sans les faire griller. Mettez-les dans un récipient, chauffez l'eau et, lorsqu'elle bout, versez-la par-dessus. Au bout de quelques minutes, filtrez et versez l'infusion dans une théière pour servir. Couvrez celle-ci avec une serviette ou un couvre-théière, pour maintenir le chaï chaud.

Le saviez-vous ?

Ce thé est plus épicé que le thé massala. On le décrit comme un « nectar sensuel » ; c'est une boisson qui favoriserait une aimable conversation après un bon repas. Aux États-Unis, il est aussi appelé « thé du samedi soir ».

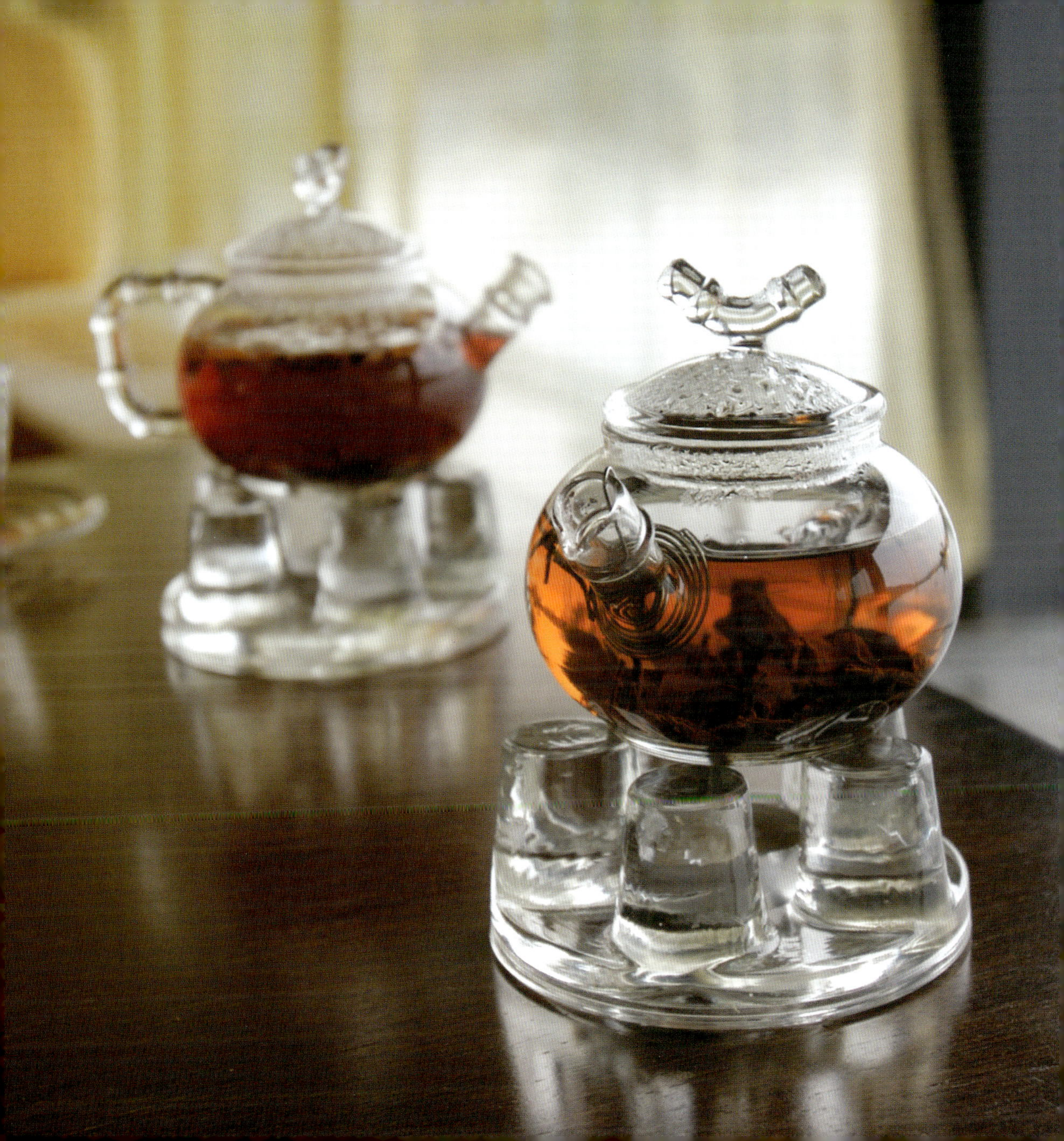

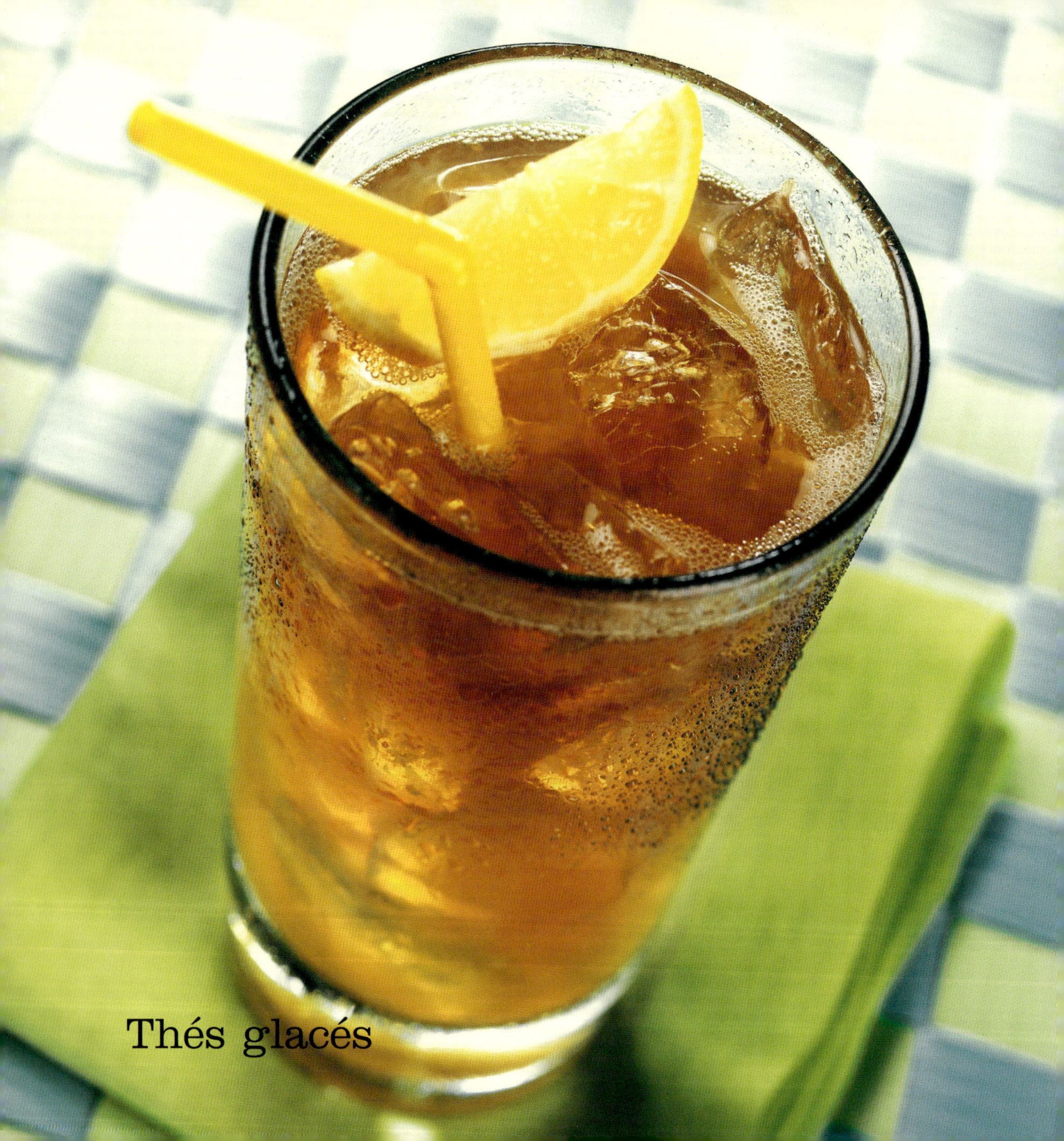

Thés glacés

Les experts assurent que le thé froid est bien meilleur et beaucoup plus pur si on le prépare sans le chauffer. Pour ce faire, remplissez une jarre d'eau minérale et versez le thé dedans. Agitez vivement et laissez reposer au réfrigérateur toute la nuit. Avant de le consommer, il conviendra de laisser votre thé quelques minutes à température ambiante. Les boissons trop glacées ont un effet nocif sur les reins et la vessie. Tandis que vous attendez que l'infusion se réchauffe progressivement, vous pouvez agrémenter votre jarre d'une feuille de menthe ou d'une rondelle de citron. Si vous n'utilisez pas de thé en sachet, il sera nécessaire de filtrer le liquide une à deux fois avant de servir. Les personnes raffinées conseillent, la seconde fois, de filtrer le thé avec un filtre en papier, afin d'obtenir un liquide plus cristallin. Enfin, on recommande de sucrer le thé froid, avant de le servir avec des glaçons dans de hauts verres.

Thé de fête

Ingrédients

1 l d'infusion de thé vert

25 g de feuilles de menthe

25 cl de jus d'orange

25 cl de jus de citron

600 g de miel d'oranger

Rondelles de citron et d'orange

Glaçons

Dans une casserole, dissolvez le miel dans l'eau à feu moyen, puis portez à ébullition. Ajoutez les feuilles de menthe et laissez chauffer à feu doux pendant cinq minutes. Lorsque le mélange est froid, ajoutez le thé vert et les jus d'orange et de citron. Servez dans une grande jarre avec du miel et quelques rondelles d'agrumes en décoration.

Thé californien aux agrumes

Ingrédients

4 cuil. à soupe de thé noir

Le jus d'un citron fraîchement pressé

1/2 l de jus d'oranges fraîchement pressées

Rondelles de citron

Feuilles de menthe fraîche

Sucre complet

1 l d'eau minérale

Dans une jarre en verre, versez l'eau minérale, le thé et la menthe. Sucrez à votre goût. Agitez doucement et laissez reposer pendant trois heures, de préférence au réfrigérateur. Filtrez le mélange et ajoutez le jus des oranges et du citron. Incorporez des rondelles de citron, puis mettez l'infusion à refroidir au réfrigérateur. Sucrez. Servez dans des verres décorés de rondelles de citron et de feuilles de menthe.

Pour un thé beaucoup plus rafraîchissant, vous pouvez ajouter de la glace pilée. Et pour donner à cette boisson une touche différente, agrémentez-la d'une cuillerée à café de cannelle en poudre.

Glaçons au thé

Voici une astuce pour préparer du thé glacé : faites des glaçons avec le même thé que celui que vous comptez boire, à la place de l'eau.

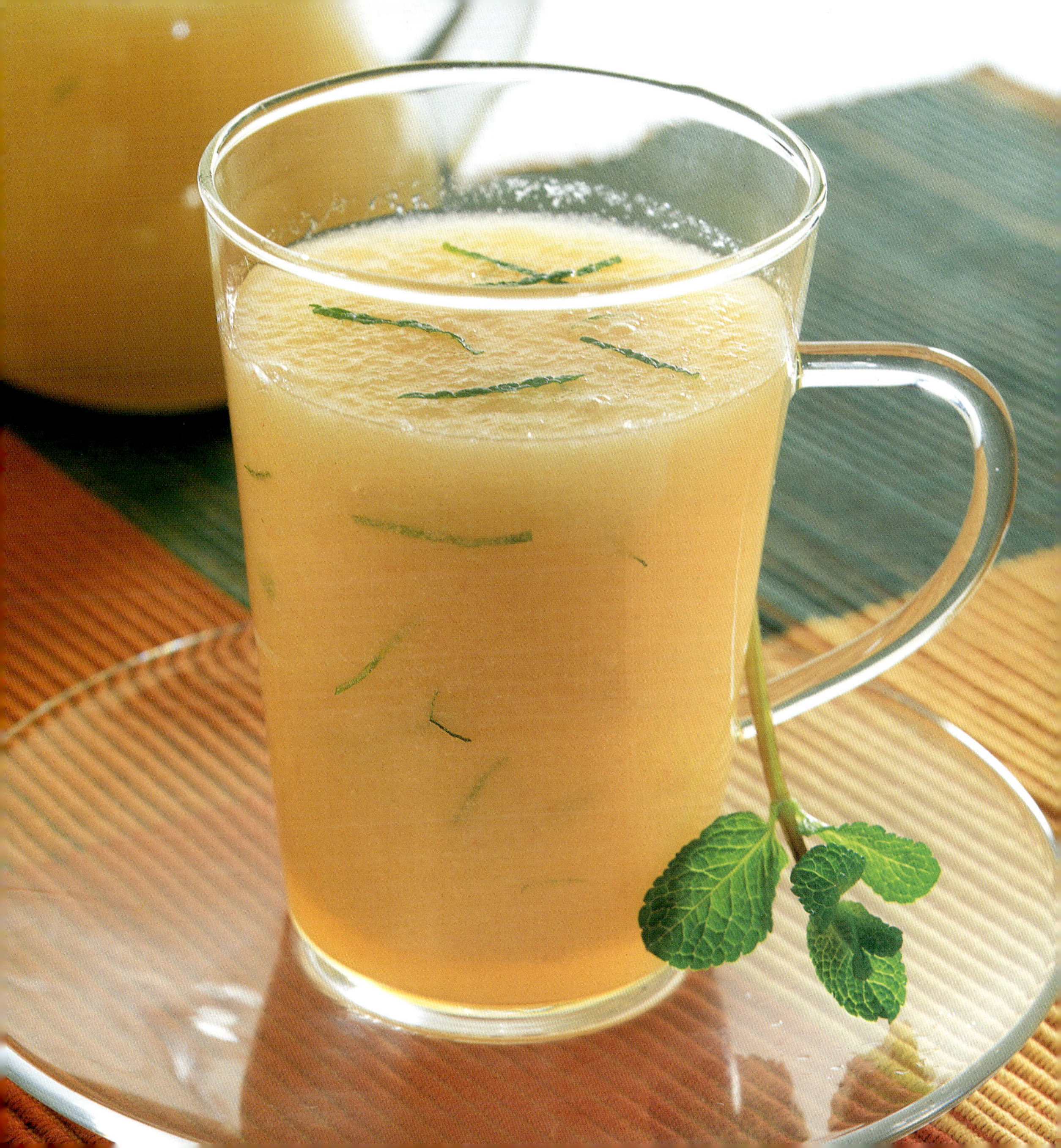

Sorbet mangue et thé vert

Ingrédients

25 cl de thé vert

6 mangues pelées et coupées en dés

12,5 cl de jus de lime fraîche

3 cuil. à soupe de gingembre pelé et pilé

60 g de sucre complet

Chauffez le thé vert et le sucre pendant cinq minutes, puis laissez refroidir à température ambiante. Avec les mangues et le gingembre, préparez une purée que vous mélangerez à votre thé sucré. Ajoutez le jus de lime. Mettez le tout au congélateur pendant une heure. Il faut remuer le sorbet à plusieurs reprises pour lui donner la bonne consistance et, en dernier lieu, le fouetter avant de le remettre au congélateur. La saveur herbacée du thé vert et la douceur de la mangue se marient à la perfection.

Thé glacé à la mode indienne

Ingrédients

2 cuil. à soupe de thé vert

50 cl de lait

1 cuil. à soupe de crème fraîche

1 pincée de sel

Feuilles de menthe

Rondelles de citron

1 l d'eau minérale

Faites bouillir l'eau et ajoutez les feuilles de thé et le lait. Faites cuire pendant cinq minutes, puis ajoutez le sel. Laissez refroidir et filtrez. Décorez avec des feuilles de menthe et des rondelles de citron. Servez avec des glaçons et de la crème.

Thé vert mentholé

Ingrédients

2 poignées de feuilles de menthe fraîche

1 l d'infusion de thé vert

1 cuil. à soupe de miel

1 cuil. à soupe de jus de citron

Placez les feuilles de menthe dans une casserole en terre cuite, puis versez par-dessus 25 cl d'infusion de thé vert et le miel. Portez à ébullition, puis laissez cuire à feu doux pendant dix minutes. Filtrez le liquide obtenu – qui a la texture d'un sirop – quand il aura atteint la température ambiante, puis ajoutez le jus de citron et le reste de l'infusion de thé vert. Mettez au réfrigérateur et servez bien froid décoré d'une tige de menthe et d'une rondelle de citron.

Cette recette est idéale pour les jours de forte chaleur, la menthe donnant une agréable sensation de fraîcheur grâce à l'effet du menthol qu'elle contient.

Thé isotonique

Ingrédients

5 à 6 cuil. à café de thé vert

1 à 2 cuil. à café de miel

Quelques gouttes de jus de citron

1 l d'eau minérale

Chauffez l'eau dans une casserole et, au premier bouillon, retirez du feu. Versez-la sur le thé et ajoutez le miel et le jus de citron tant qu'elle est encore chaude. Conservez l'infusion dans une bouteille Thermos, si vous souhaitez la boire chaude, ou dans une ancienne bouteille d'eau, si vous voulez la laisser refroidir.

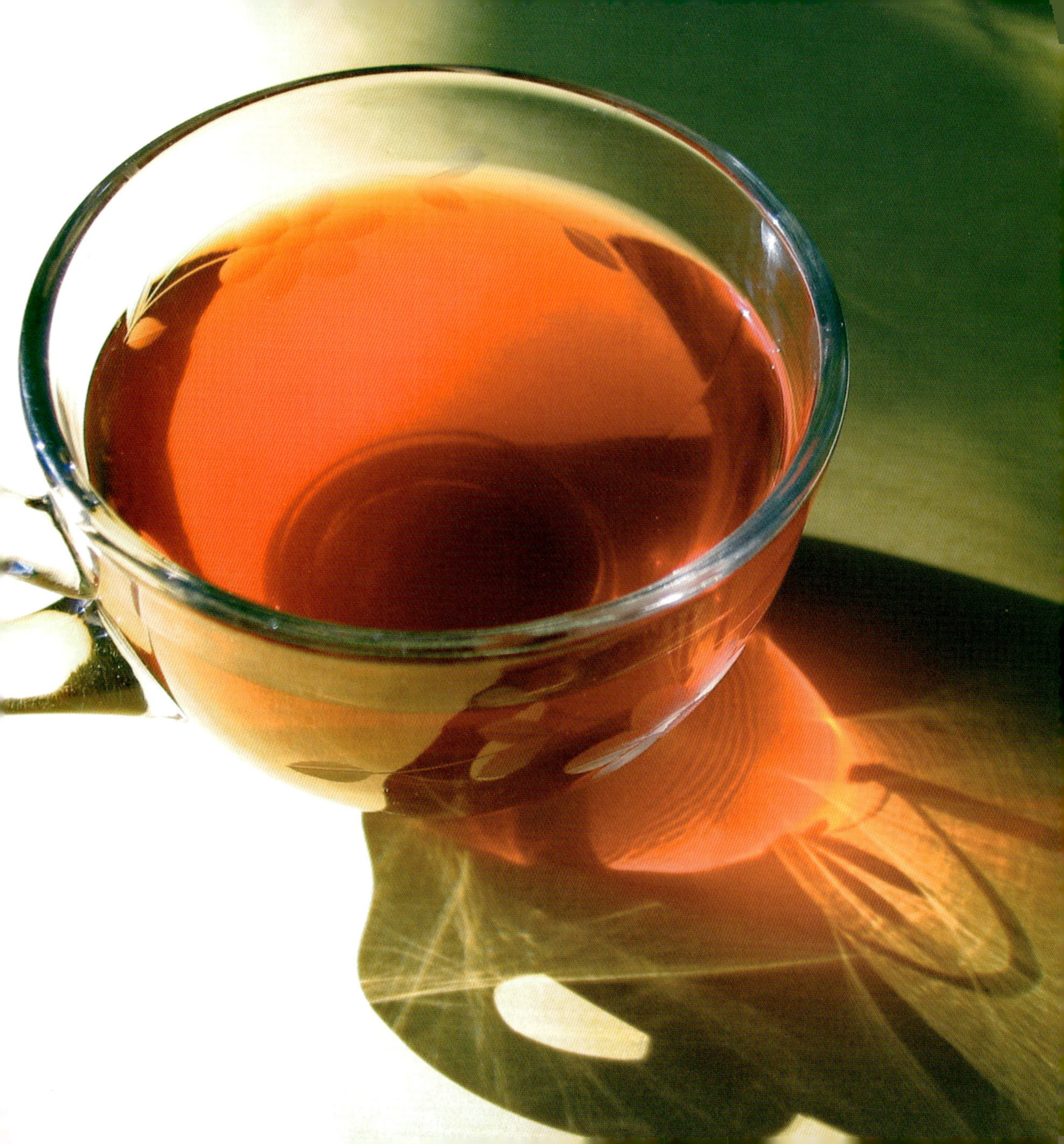

Thé vert froid à la cannelle

Ingrédients

5 à 6 cuil. à café de thé vert

1/2 bâtonnet de cannelle

1 cuil. à soupe de miel

1 cuil. à café de jus de citron

Angustura

1 l d'eau minérale

Dans une casserole en terre cuite, versez l'eau, le thé et le bâtonnet de cannelle préalablement coupé en morceaux. Faites bouillir et filtrez. Ajoutez le miel, le jus de citron et quelques gouttes d'angustura pendant que l'infusion est encore chaude. Puis faites-la refroidir au réfrigérateur.

Thé glacé classique

Ingrédients

4 cuil. à soupe de thé noir

Sucre complet

1 l d'eau minérale

Chauffez l'eau dans une casserole et éteignez le feu dès qu'elle frémit. Ajoutez le thé et laissez reposer pendant cinq minutes. Filtrez en versant dans une jarre ou une théière et mettez au réfrigérateur. Sucrez et servez avec des glaçons.

Punch de thé vert aux cerises

Ingrédients

2 tasses de cerises fraîches dénoyautées (200 g env.)

1,5 l d'infusion de thé vert froide

1 cuil. à café de gingembre frais haché

1 bâtonnet de cannelle

120 g de sucre complet

Jus de citron

Chauffez les cerises dans 25 cl de thé vert jusqu'à ébullition, puis laissez mijoter à feu doux pendant quinze minutes. Passez l'infusion au tamis et laissez le jus des fruits s'égoutter lentement sur le reste du thé, la cannelle et le gingembre que vous aurez fait bouillir ensemble de leur côté. Filtrez le tout avant d'ajouter le jus de citron et le sucre.

Bien mélangé et froid, ce délicieux punch offre un goût à la fois doux et épicé.

À savoir

Les cerises se distinguent pour leur teneur en flavonoïdes (et surtout en anthocyanes, lesquels leur donnent leur couleur caractéristique) et en acide élagique du groupe des polyphénols, deux substances qui sont d'excellents antioxydants. Pour les conserver, quand elles sont mûres, le mieux est de les mettre au réfrigérateur sans les laver, dans un récipient ouvert. Vous pourrez ainsi les garder jusqu'à deux semaines.

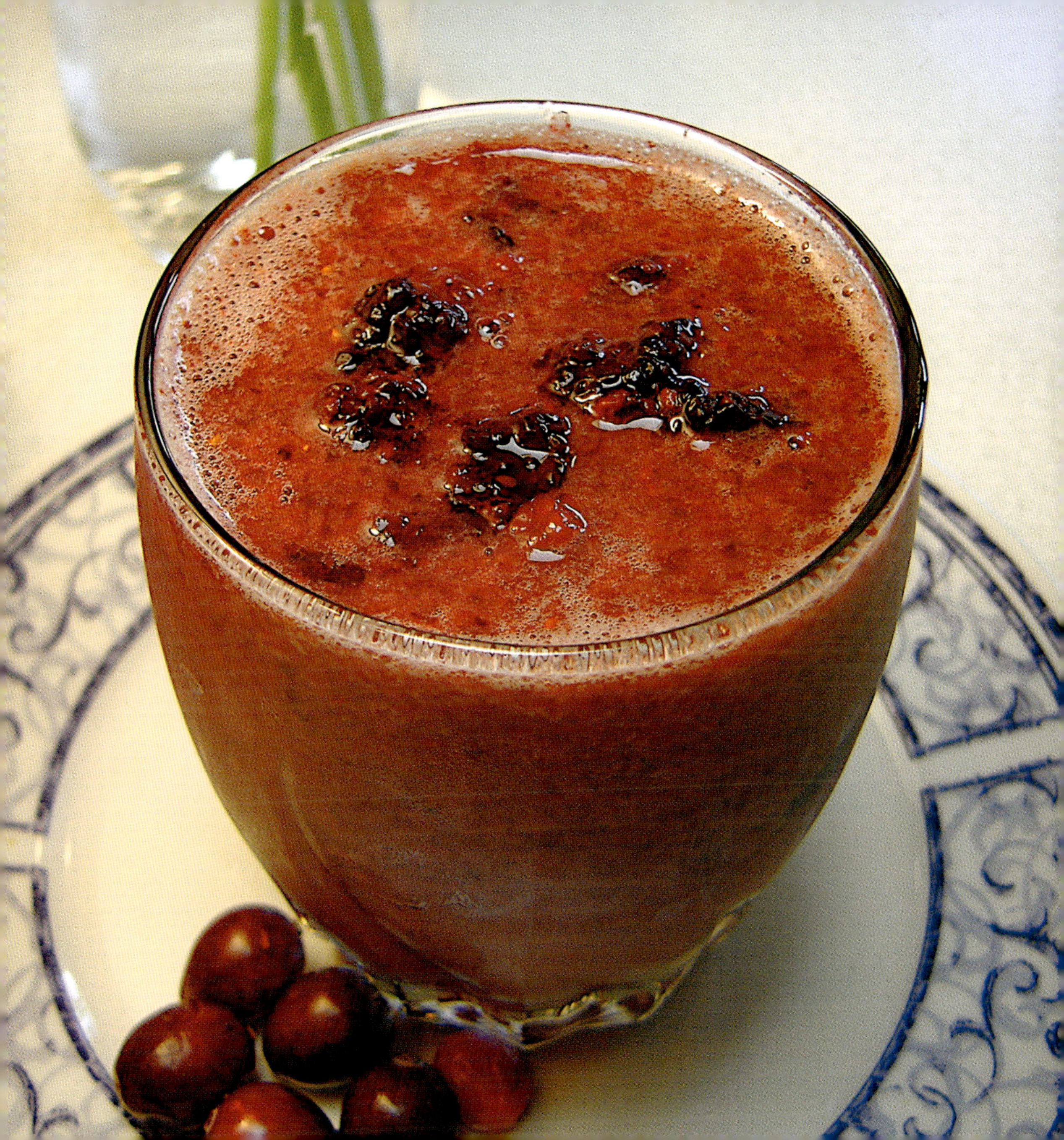

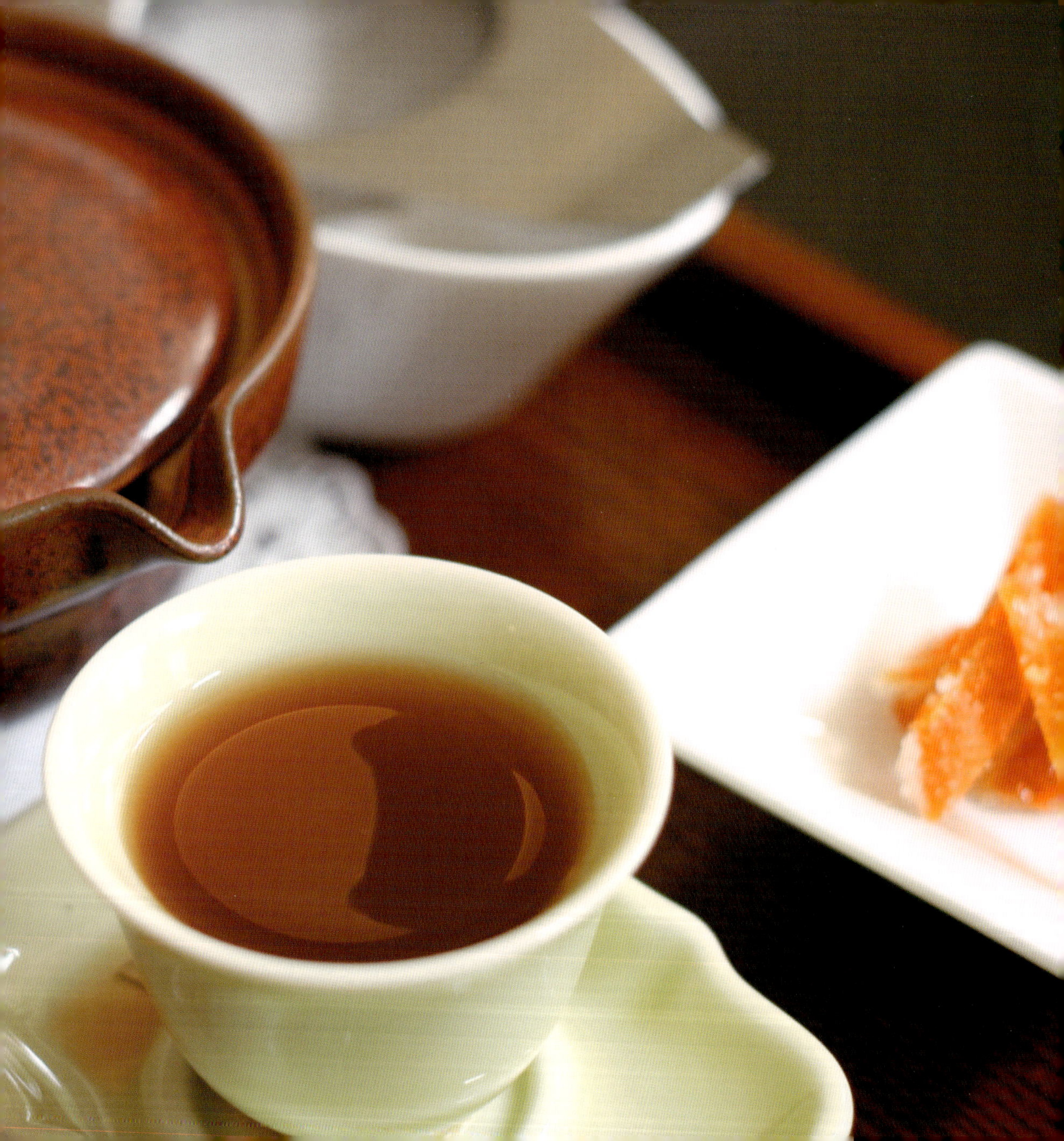

Cocktail au thé

Ingrédients

30 cl d'infusion de thé vert

200 g de miel

25 cl de jus d'orange

200 g de fruits frais en dés

2 petites bouteilles de Ginger Ale (bière au gingembre)

Glace pilée

Mélangez tous les ingrédients, à l'exception de la Ginger Ale, que vous ajouterez, avec la glace pilée, avant de servir l'infusion. Si le cocktail vous semble trop fort, vous pouvez le diluer avec de l'eau ou avec un peu plus de Ginger Ale.

Thé vert au citron

Ingrédients

25 cl de citronnade

75 cl d'infusion de thé vert

Sucre brun

Jus de citron

Mélangez citronnade et infusion et mettez le tout au frais. Préparez les verres en en humectant les bords avec du jus de citron avant de les poser dans du sucre pour les givrer. Placez-les au congélateur (dix minutes au minimum) jusqu'au moment de servir le thé. Décorez vos verres avec de petites feuilles de menthe et versez le thé avec précaution, de façon à ne pas abîmer leurs bords givrés au sucre.

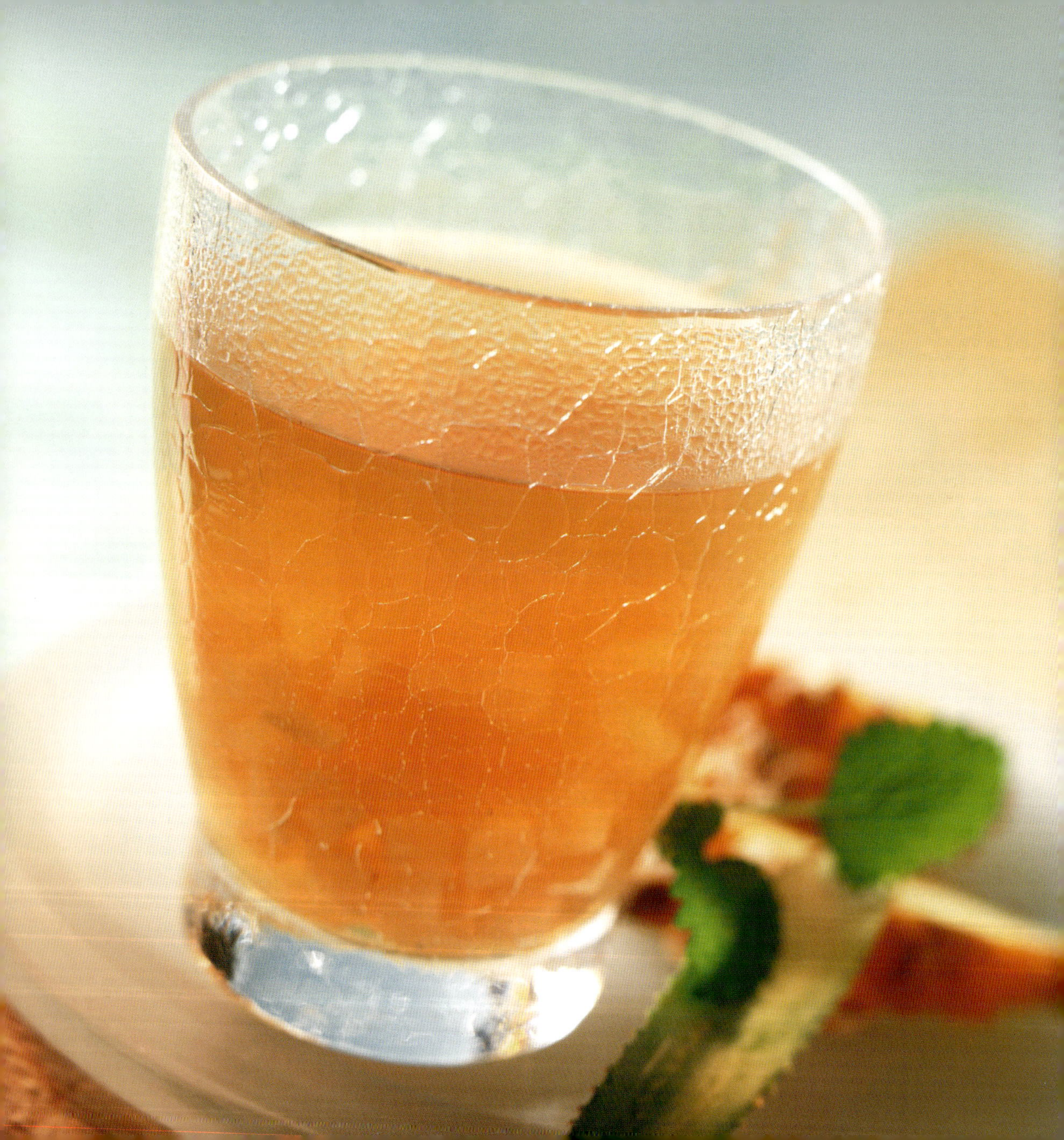

Thé aux fruits

Ingrédients

75 cl d'infusion de thé vert

Le jus de deux oranges

25 cl de jus d'ananas

Sucre complet

Mélangez l'infusion de thé vert – laissez reposer pendant trois minutes si vous venez de la faire – avec les jus d'orange et d'ananas. Sucrez à votre goût et laissez refroidir avant de servir.

Milk-shake au thé

Ingrédients

1 l de lait

2 cuil. à soupe du thé de votre choix

1/2 l de glace de coco

1 morceau de zeste de citron vert

Sucre de canne ou miel

Faites bouillir le lait, retirez du feu, et faites infuser le thé dedans pendant cinq minutes à couvert. Filtrez et laissez refroidir, puis mettez au réfrigérateur pendant quelques heures. Battez la glace au mixeur, ajoutez le lait au thé et sucrez à votre convenance. Incorporez le zeste de citron et servez dans de grands verres avec des pailles.

Sangria au thé

Ingrédients

1 l d'infusion de thé noir bien forte

1 pomelo

1/2 ananas

2 pêches au sirop

Le jus d'un citron

Sucre de canne

Sucrez l'infusion de thé. Coupez les fruits en morceaux et mettez-les dans une jarre avec le thé. Ajoutez le jus de citron, mélangez bien et laissez reposer quelques heures au réfrigérateur. Servez avec des glaçons.

Granité au thé

Ingrédients

1 l d'infusion du thé de votre choix

Sucre de canne

Quelques petites feuilles de menthe

Préparez, sucrez et laissez refroidir l'infusion. Laissez-la reposer au congélateur dans un récipient adéquat jusqu'à ce qu'elle glace. Passez l'infusion glacée au mixeur et décorez de feuilles de menthe avant de servir.

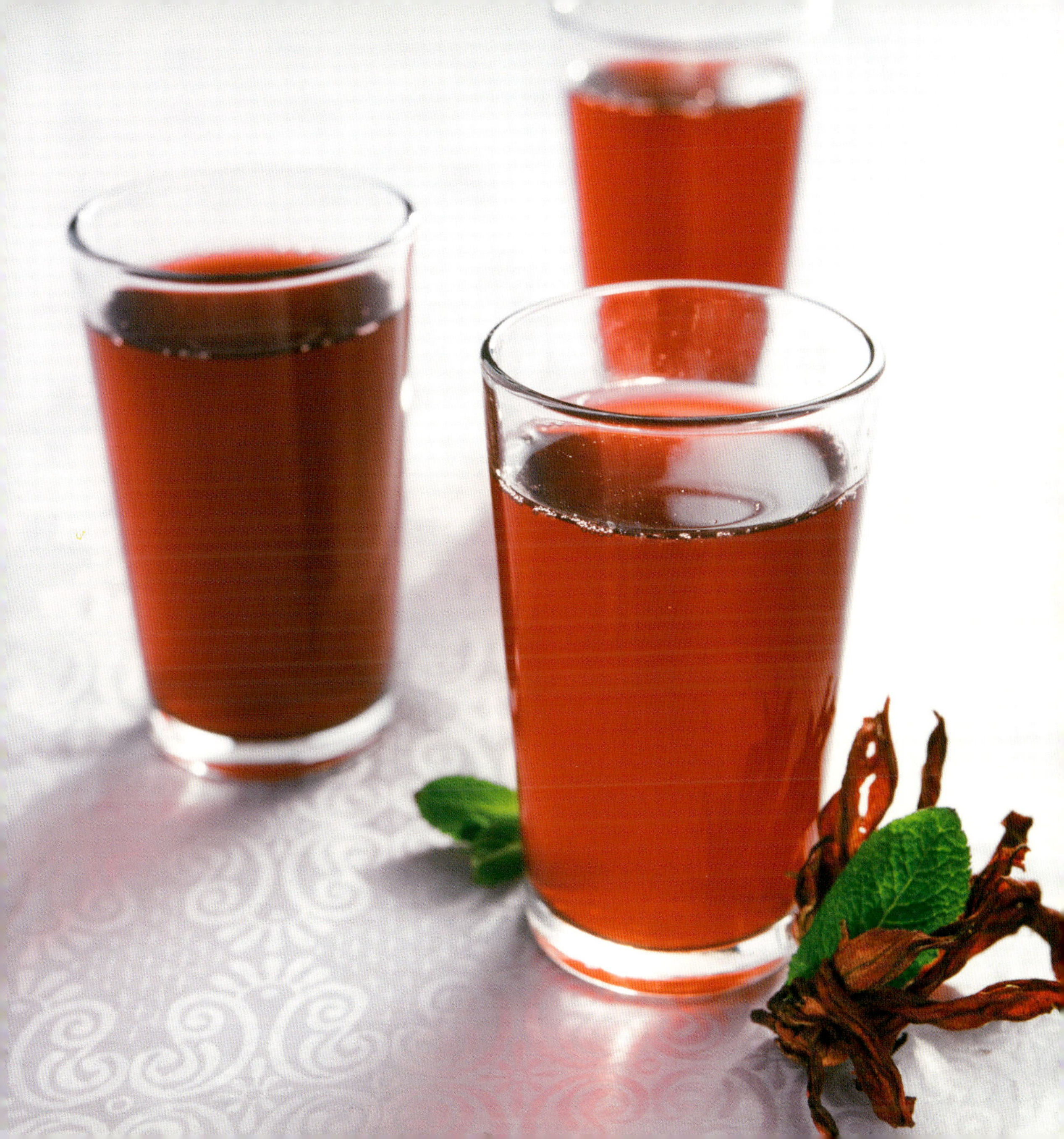

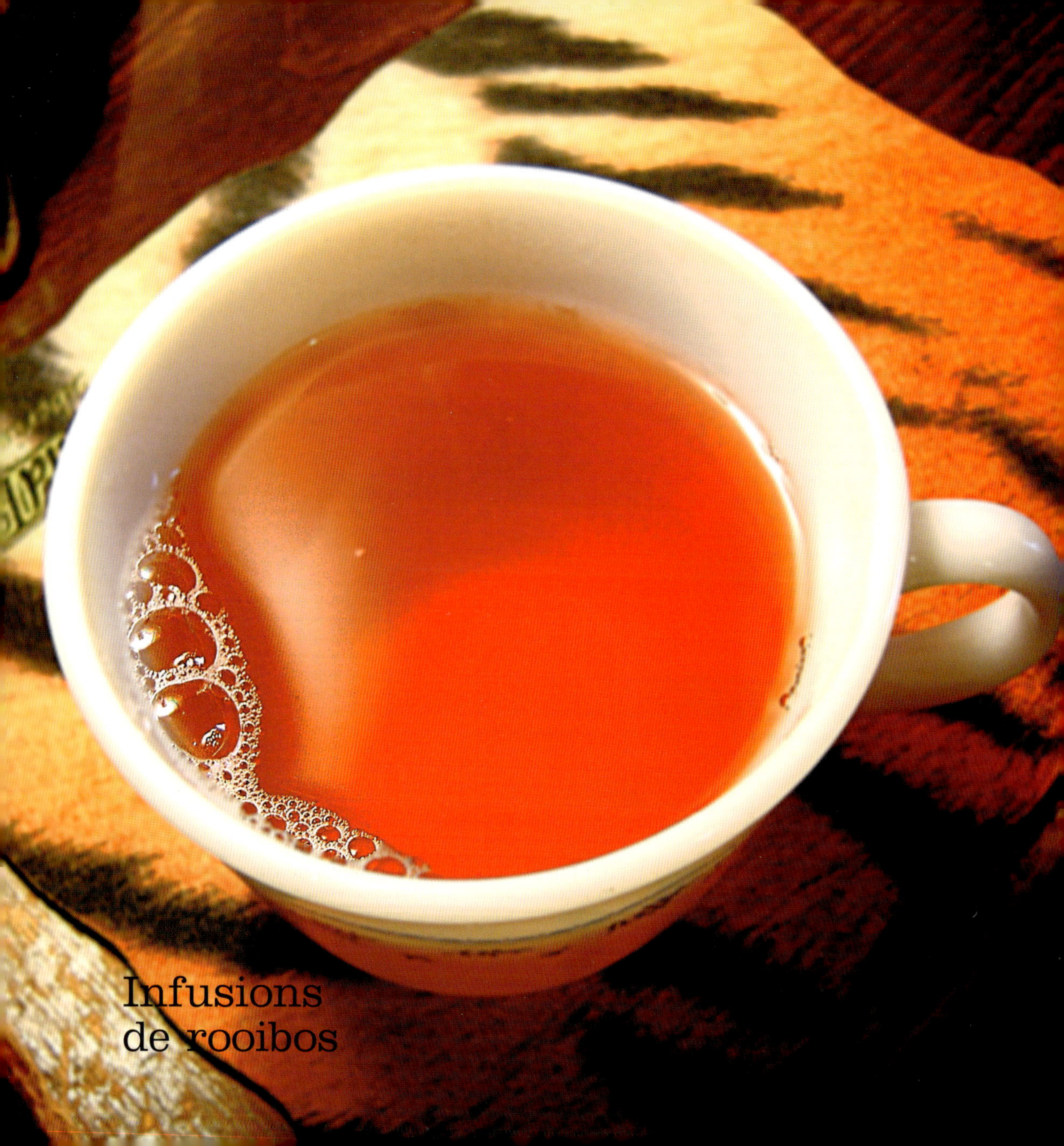

Infusions de rooibos

Punch de rooibos aux raisins et aux pommes

Ingrédients

2 cuil. à soupe de feuilles de rooibos

1/2 l de jus de pomme

1/2 l de jus de raisin rouge

Quelques grains de raisin sans pépins, coupés en deux

Quelques rondelles de pommes

1 l d'eau

Faites bouillir l'eau et versez-la dans un récipient avec les feuilles de rooibos. Laissez reposer pendant trois minutes et filtrez. Mélangez l'infusion de rooibos obtenue avec les jus et laissez refroidir. Servez en décorant les verres avec les morceaux de raisin et des rondelles de pomme.

Cocktail à la pomme

Ingrédients

2 cuil. à café de feuilles de rooibos

1 petite pomme

Jus de citron

10 cl de jus de pomme

40 cl d'eau

Faites bouillir l'eau et versez-la dans une théière avec les feuilles de rooibos. Faites reposer durant trois minutes, filtrez et laissez refroidir. Lavez la pomme, ôtez-en le trognon et coupez-la en fines rondelles. Versez le jus de citron sur les rondelles de pomme et mettez ces dernières dans le jus de pomme. Répartissez rondelles de pommes et jus de pomme dans de hauts verres, que vous finirez de remplir avec le rooibos et quelques glaçons.

Avertissement

Les conseils, informations et enseignements contenus dans le présent ouvrage sont le fruit de l'expérience des auteurs, et ils ont été soigneusement mis en pratique et vérifiés. Toutefois, l'auteur et l'éditeur avertissent qu'il appartient au lecteur de prendre ses responsabilités en matière de sécurité et de connaissance de sa condition physique. Ni l'auteur ni l'éditeur ne sauraient être tenus pour responsables des conséquences qui découleraient de l'utilisation du présent ouvrage ni, bien sûr, en cas d'interprétation erronée. En cas de douleurs ou de problèmes persistants, il est toujours recommandé de consulter un médecin.

Crédits photographiques : Becky Lawton, Cover, Stock Photos, Age, Archivo Océano Ámbar ;
couverture : ZenShui/Michele Constantini/Getty Images.

Traduit de l'espagnol par Hélène Tallon

Réalisation de l'édition française : Patrick Leleux PAO
Couverture : Sylvie Milliet

ISBN : 978-2-7114-2067-4
Dépôt légal : février 2010
Achevé d'imprimer en Italie par Rotolito Lombarda.